国家自然科学基金面上项目（12071369）

国家自然科学基金面上项目（61473223）

国家自然科学基金青年项目（62006189）

陕西省自然科学基金青年项目（2021JQ-430）

陕西省创新人才推进计划项目（科技创新团队）（2018TD-016）

陕西省自然科学基础研究计划项目（2014JM1016）

陕西省重点研发计划（重点产业创新链（群）-社会发展领域）（2019ZDLSF02-09-02）

DIANXIAN FUZHU ZHENDUAN FANGFA
MOXING YU SHUJU HUNHE QUDONG

癫痫辅助诊断方法
模型与数据混合驱动

宋江玲　张　瑞　著

西北大学出版社
·西安·

图书在版编目（ＣＩＰ）数据

癫痫辅助诊断方法：模型与数据混合驱动/宋江玲，张瑞著.—西安：西北大学出版社，2022.8

ISBN 978-7-5604-4977-7

Ⅰ.①癫… Ⅱ.①宋… ②张… Ⅲ.①癫痫—诊断 Ⅳ.①R742.1

中国版本图书馆CIP数据核字 (2022) 第 143402 号

癫痫辅助诊断方法：模型与数据混合驱动

著　　者	:	宋江玲　张　瑞
出版发行	:	西北大学出版社
地　　址	:	西安市太白北路229号
邮　　编	:	710069
电　　话	:	029-88303313
经　　销	:	全国新华书店
印　　装	:	陕西龙山海天艺术印务有限公司
开　　本	:	710毫米×1000毫米　1/16
印　　张	:	11.75
字　　数	:	195千字
版　　次	:	2022年8月第1版　2022年8月第1次印刷
书　　号	:	ISBN 978-7-5604-4977-7
定　　价	:	68.00元

本版图书如有印装质量问题，请拨打029-88302966予以调换。

前　言

随着科学技术的发展，人工智能在各行各业得到了广泛应用，并不断深入和改变着人们的日常生活。作为关乎民生的医疗行业，人工智能在实现医疗数据的开放共享，助力改善医疗健康服务，满足人们不断增长的健康需求等方面发挥了至关重要的作用，尤其是人工智能辅助诊断的发展为缓解医疗资源紧缺、配置不均衡带来了新的契机。

传统的人工智能辅助诊断方法基本都是从"数据驱动"的角度出发，即借助计算机、信息处理、机器学习等现代信息技术，从大量的、不完全的、有噪声的、模糊的、随机的医学数据（包括临床数据、临床症状、检查结果等）中挖掘潜在有用的知识，从而在一定程度为临床诊疗提供参考，使诊疗过程变得更为精确、更为科学。但这种数据驱动的方法忽略了疾病发生的内在机理，因而缺乏机制支撑，往往会形成因人而异的数据分析结果，不具有普适性且临床应用效果不理想。那么，如何在临床辅助诊断中融入疾病产生的内在生理机制，设计神经生理上更为合理且具有可解释性的辅助诊断方法，是一个有着重要现实意义与临床价值的研究问题。

基于这一认识，"模型与数据混合驱动"的研究思路逐渐兴起，即将神经机制（通过神经计算模型进行刻画）与神经数据（通过机器学习算法进行挖掘）相结合，探索模型与数据混合驱动下的辅助诊断方法研究。这一新的研究方法不仅有助于设计更精准的临床辅助诊疗策略，而且可辅助疾病发生内在机制中的新假设的探索与验证，因而具有重要科学与临床意义。

作为神经科仅次于头痛的第二大常见病，癫痫有着致残率高、病程长、反复发作等特点，严重威胁患者的身心健康。目前临床中主要依靠专业医生视觉判读患者脑电图对其进行诊断，这一传统方法枯燥、耗时、困难、高代价且严重依赖医生的个人经验，同时专业医师的缺乏也使得患者难以得到及时的诊疗。基于此,本书聚焦于癫痫辅助诊断方法的设计与实现,分别从数据驱动、模型与数据混合驱动两个角度出发,通过深入研究癫痫发作自动检测、癫痫发作早期检测、癫痫发作过程追踪等临床辅助诊断问题,给出了系列理论研究和数值实验成果。此外,书中还重点介绍了关于痫样放电机制的神经计算建模理论与方法等相关工作,进一步为癫痫辅助诊断方法提供必要的理论支撑。

全书共包含七章：

第一章系统介绍了癫痫辅助诊断的相关概念、传统癫痫诊断方法的局限性,以及癫痫临床辅助诊断的发展与研究现状。

第二章首先简单概述了机器学习方法的核心要素与基本步骤,然后重点介绍了四个典型机器学习模型的基本原理与学习算法,包括线性回归、决策树、前馈神经网络与支撑向量机。

第三章系统介绍了神经元及其结构、神经元的放电原理、神经计算模型的基本概念与建模思想,并分别从微观与宏观两个角度,对已有的典型神经计算模型进行了概括与总结。

第四章从数据驱动角度介绍癫痫辅助诊断方法。分别从非线性相互依赖性、非线性相似性、非线性复杂性三个角度出发,设计了三种新的癫痫脑电特征提取方法,进而在此基础上提出了三种癫痫发作自动检测方法。最后通过两个公开数据库验证了所提方法的有效性。

第五章从模型与数据混合驱动角度介绍癫痫辅助诊断方法。主要面向两个辅助诊断任务：癫痫发作的自动检测与癫痫发作的过程追踪,从模型与数据混合驱动的角度出发,介绍了两种癫痫辅助诊断方法,包括模型构建、模型关键参数的自动选择与自动估计、辅助诊断方法的设计与实现。最后通过两个公开数据库验证了所提方法的有效性。

第六章与第七章主要针对痫样放电机制展开研究。第六章提出了一种用于研究周期性痫样放电"三相波"的神经计算模型(AHE-CM),并设计了一种基于粒子滤波的模型参数自动估计方法(PF-POM),进而结合临床采集的脑电数据完成了 AHE-CM 模型中主要参数值的估计。最后,采用美国麻省总医院神经内科7位 AHE 患者的临床脑电数据(AHE-EEG),通过数值实验对所提方法的有效性进行了验证。第七章面向继发性脑损伤(SBI),建立了一个新的用于解释原发性脑损伤(PBI)导致癫痫发作,进而诱发 SBI 发生的神经计算模型 SBIM。随后,定义了脑损伤严重程度、痫样活动强度等指标。根据所建立模型与度量指标,探讨了 PBI 后的病理性改变、癫痫发作和 SBI 之间的关系,并提出了 PBI 演化至 SBI 的三种可能路径。

写作本书的目的是分享我们多年来在这一领域所做的研究工作,使读者能够大致了解癫痫辅助诊断方法的设计与实现,尤其是模型与数据混合驱动这一全新的辅助诊断研究思路。近些年,这一研究领域也在不断发展,涌现出很多优秀的研究成果,本书无法将其都总结罗列出来,但希望帮助读者对这一领域有一个初步认识。

最后,感谢国家自然科学基金(NO. 12071369,NO. 62006189,NO. 61473223)、陕西省重点研发计划(重点产业创新链(群)－社会发展领域)(NO. 2019ZDLSF02-09-02)、陕西省自然科学基金青年项目(2021JQ-430)、陕西省创新人才推进计划项目(科技创新团队)(2018TD-016)、陕西省自然科学基础研究计划项目(2014JM1016)对本课题研究工作以及本书的出版所提供的经费支持。

由于个人能力有限,书中难免有不当和错误之处,还望读者海涵和指正,不胜感激。

宋江玲　张　瑞

2022 年 5 月 22 日

目　录

第1章

癫痫辅助诊断方法

癫痫辅助诊断是指借助现代信息技术从大量、不完全、有噪声、模糊、随机的医学信息中提取潜在有用的知识,从而在一定程度为癫痫临床诊断提供参考的一种技术方法。目前关于癫痫临床辅助诊断方法的研究可分为两类:数据驱动、模型与数据混合驱动。数据驱动的方法主要是将其建模为一个模式识别问题,通过设计恰当的特征提取方法并结合有效的分类器来完成脑电不同模式的识别。模型与数据混合驱动的方法主要是通过神经计算模型刻画神经病理机制,同时通过机器学习方法挖掘神经病理数据中蕴含的潜在信息,进而将模型与数据相结合来探索辅助诊断新思路。

在本书中,我们主要介绍有关数据驱动癫痫辅助诊断方法,以及模型与数据混合驱动癫痫辅助诊断方法的设计与实现。此外,还简单介绍了关于癫痫样放电机制的神经计算建模理论与方法。在本章中,我们先介绍癫痫与癫痫脑电的相关概念,然后再介绍癫痫辅助诊断方法的基础知识与研究现状。

1.1 癫痫与癫痫脑电

癫痫(Epilepsy)是一种由大量神经元异常超同步放电所引起的慢性神经功能失调综合征,[72]是最常见的神经系统疾病之一。其病因复杂多样,包括遗传因素、脑部疾病、全身或系统性疾病等。临床表现为突然、短暂、反复的癫痫性发作(seizure)。由于大脑异常放电的位置不同及异常放电波及的范围差异,患者的发作形式不一,往往伴有感觉、运动、意识、精神、行为、自主神经功能一种或多种障碍。长期反复的癫痫性发作不仅使患者的身体遭受痛苦,而且会在一定程度上引起精神并发症(如焦虑或抑郁症等)。此外,多数患者在癫痫发作时会出现昏迷、意识丧失等症状,从而造成二次伤害。若此时患者所从事的职业或所处位置相对危险,癫痫的突然发作则会严重威胁生命安全。据文献统计,癫痫病死率14.50/10万,我国为37.90/10万,其中大约68.9%的患者是由于癫痫发作时的窒息、吸入性肺炎等持续状态引发死亡。

由于癫痫发生的本质是神经元群的异常放电,因此对大脑神经元群放电活动的研究是探索癫痫及神经功能水平的一个重要途径。脑电图(Electroenceph-alogram,EEG)是一种记录神经元群放电活动的有效方式,它是通过在大脑皮层或头皮按照一定规则安放电极从而导出大脑活动时的电波变化,形成具有一定波形与波幅信息的曲线[71]。

这些记录到的电波变化通常被认为是皮层内神经细胞群突触后电位的总和,而这些电位总和必须达到足够强度才能在皮层或头皮表面被记录。要使细胞群突触后电位总和达到一定强度,需满足两个条件:①同步化。单一神经元突触后电位的变化不足以引起皮层表面的电位改变。而当大量神经元同步活动,形成一个足够强的场电位时,这种电位的宏观变化才可能从头皮被记录。所谓"同步"是指频率与位相均一致。研究发现:至少需要 $6cm^2$ 的皮质神经元同步活动,才能产生头皮可记录到的电位变化。由于颅骨和头皮等组织的衰减作用,从头皮记录到的电位只有皮质表面电位的 $1/5\sim1/10$。②神经元的排列方向一致。若神经元的排列方向不一致,则冲动传导的方向也会不一致,因而产生的电场极易相互抵消。大脑皮层上的锥体神经元排列整齐而紧密,且顶树突均垂直伸向皮质表面,这非常有利于电活动在时间和空间上的综合;同时顶树突表面膜具有很高的电兴奋性。正是由于锥体神经元所具有这些独特特性,使得现有理论认为:脑电波的形成极有可能是大量锥体神经元产生的电位自顶树突传向皮层表面的结果。

大脑正常状态下,除了极少一部分神经元会在合理范围内发生同步化放电,其余绝大部分神经元放电呈现非同步状态,整个大脑的电位活动也仅达百万分之一伏特。然而,当大脑发生病变时(如癫痫),大多数神经元倾向于过度调整放电节律而产生时间上的共同行为。当这种时间上的共同行为走向极端时,就会引起大量神经元放电的过度超同步化,进而导致脑电波的波幅急剧上升。EEG用于研究癫痫已有 80 余年的历史。由于 EEG 可以准确记录到癫痫发作时的典型异常放电,因此作为最重要又最普及的一个信息来源,脑电图检查对于癫痫诊断是首要的,也是必要的。癫痫发作时脑电图可记录到的典型异常放电包括尖波、棘波、尖—慢波、棘—慢波等。其中棘波是一个具有明显区别于背景活动的短暂尖锋波型,主波多为负性、波幅大小不一且多在 $100\mu V$ 以上(如图 1.1(a)所示)。棘波是癫痫性放电最具特征性的表现之一,各种类型的癫痫均可出现棘波,它的出现表明脑部有刺激性病灶。尖波由急速上升支和缓慢下降支组成,呈锯齿形状(如图 1.1(b)所示)。波幅较大,常在 $100\sim200\mu V$ 之间,少数可达 $300\mu V$ 以上,可见于各种类型癫痫发作间歇期的脑电图中。尖—慢波是在一个尖波之后紧跟出现一个慢波的波形(如图 1.1(c)所示)。其表现形式多样,多呈不规则同步爆发,也可见弥漫性或连续性出现。其中弥漫性尖—慢节律常见于顽固性大发作和失动性小发作,表示脑组织深部有较广泛的癫痫病灶。棘—慢波是在一个棘波后跟着一个 $200\sim500ms$ 的慢波组成的波形,均为负相波。波幅在 $150\sim300\mu V$ 之间,少数可达 $500\mu V$ 以上(如图 1.1(d)所示)。图 1.2 展示了一个来自美国麻省总医院(Massachussets General Hospital,MGH)非重症监护癫痫患者时长 184 分钟的 19 通道头皮脑电片段,包含两次发作(时长分别为100s 和 120s)以及 180min 的发作间歇期。可以明显看到,在癫痫发作过程中,所有通道均呈现出典型的棘波放电。

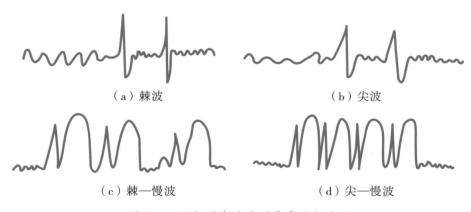

（a）棘波　　　　　　　　　　　　　　（b）尖波

（c）棘—慢波　　　　　　　　　　　　（d）尖—慢波

图 1.1　脑电图中的典型异常放电波形

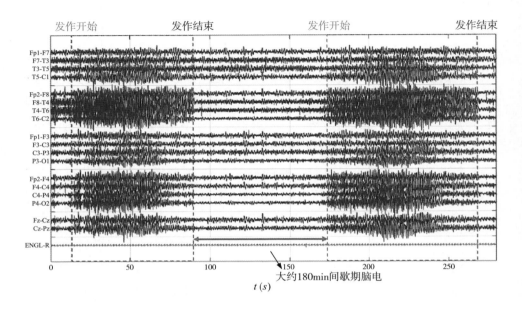

图 1.2　19 通道头皮脑电片段

（总时长 184min，发作间歇期 180min，2 次发作（分别为 100s 和 120s））

1.2　癫痫辅助诊断概述

对癫痫患者而言，每一次发作都会造成脑细胞的严重损害，进而使得部分脑功能遭到破坏、正常的行为活动受到制约。因此，癫痫往往具有较高的致残率以及意外伤亡率，严重影响患者的身心健康，对家庭与社会均会造成巨大负担。临床研究表明：对于癫痫患者，如果患病初始能够及时诊断并接受规范合理的抗癫痫药物治疗，70%～80%患者的癫痫发作是可以被控制的，其中 60%～70%的患者经 2～5 年的治疗可以停药。可以说，癫痫的及时诊断是正确治疗、合理用药以及预后评估的先决条件。因此，关于癫痫有效诊断的研究具有非常重要的临床价值与社会意义。

目前临床上对癫痫的诊断主要是由神经科专业医生通过对患者的各类检查结果（如血常规、血液生化检查、脑部 CT、脑电图等）进行分析与判读，并结合患者的临床症状给出最终定论。这一过程要求医生具有丰富的专业知识和临床经验。其中最重要的一项检查为临床医师对患者 EEG 进行视觉上的判读以捕捉异常的放电模式。但需要强调的是，尽管 EEG 可以反映大脑功能性变化及其相应的临床行为学变化，然而由于癫痫致病的原因、癫痫发作的类型、癫痫病灶的部位以及患者对药物治疗的反应均存在较大差别，使得癫痫病患的脑电图表现并不具有规律性，因此往往需要对病患进行较长、连续时间的脑电图监测（continuous EEG，cEEG）以捕捉偶然出现的异常电信号。这样所产生的海量数据，使得医生通过视觉判读长时程的脑电图是一项枯燥、耗时、困难且高代价的工作。一份记录 24 小时的脑电图对于非常有经验的医生来说至少也需要几个小时，甚至更长时间才能阅读完毕。不仅如此，这一诊断过程还在很大程度上依赖于医生对癫痫生理病理机制的认识与经验积累。对于同样的脑电信号，不同的专家可能会给出完全不同的诊断结果；甚至同一专家对同一脑电信号在不同的评估状态下，也会给出相反的诊断结论。此外，我国的医疗资源分布严重不均衡，很多小型医院尽管能够为患者采集脑电数据，但专业医师的缺乏使得患者难以得到及时的诊疗。

　　基于上述现状，越来越多的学者开始研究如何借助现代信息技术从大量的、不完全的、有噪声的、模糊的、随机的医学信息（如临床数据、临床症状、检查结果等）中提取潜在有用的知识，从而在一定程度上为癫痫临床诊断提供参考，使诊断变得更为精确、更为科学，这一过程称之为癫痫临床辅助诊断。目前关于癫痫临床辅助诊断方法的研究可分为两类：数据驱动、模型与数据混合驱动。

　　数据驱动方法的主要原理是将癫痫辅助诊断问题建模为一个模式识别问题，通过设计恰当的特征提取方法并结合有效的分类器来完成脑电不同模式的识别。在此类方法中，如何设计有效的、能够用于反映发作、正常、间歇等各种状态下 EEG 区别的癫痫脑电特征是完成识别任务的关键所在。但近年来，有研究者指出在基于数据驱动的辅助诊断方法中，已有的特征提取方法或根据经验，或源于启发，所提特征均是对脑电波形某一特性的具体描述和表示，无法从本质上反映癫痫发作的内在生理过程（机制）。在一定程度上，这些特征提取方法可以被看作一个"黑箱"，缺乏神经生理与病理学上的可解释性。这些原因可能会导致数据驱动的辅助诊断方法常常由于缺乏机制支撑而形成因人而异的分析结果，不具有普适性且临床应用效果不理想。

为了弥补上述局限性，另一类新的研究思路逐渐兴起，即将神经机制（通过神经计算模型进行刻画）与神经数据（通过机器学习算法进行挖掘）相结合，探索模型与数据混合驱动下的临床辅助诊断方法研究。神经计算模型是一类基于生物物理基础并用于模拟神经系统电活动的数学模型。自 20 世纪 50 年代，单个神经元的数学模型被首次提出后，大量神经计算模型从不同角度被提出并用于探索、解释、验证、模拟大脑内各类生理病理放电活动的内在机制。但已有成果大多只聚焦于机制建模的相关理论研究，而忽略了临床脑电数据中所蕴含的潜在知识，因而所建模型无法反映其对应宏观角度下临床电生理信号的变化情况，很难对临床诊断带来有价值的参考依据。基于此，通过神经计算模型对癫痫产生的内在生理病理机制进行数学建模，同时结合信号处理、机器学习等技术，对临床脑电数据中蕴含的潜在知识进行挖掘并融入模型，在模型与数据的混合驱动下完成辅助诊断任务，已成为近年来临床辅助诊断方法研究的热点所在。在这一过程中，如何构建神经计算模型以刻画癫痫生理病理机制、如何设计模型参数辨识算法以挖掘癫痫脑电数据中蕴含的潜在知识并将其融入建模之中，显然是完成癫痫临床辅助诊断任务目标的关键所在。

1.3　癫痫辅助诊断方法研究现状

1959 年，美国学者 Ledley 等人首次将数学模型引入临床医学，提出了计算机辅助诊断数学模型。自此开创性的工作之后，临床辅助诊断方法的研究日益受到广泛关注。其中第一个具有真正意义且应用于临床的癫痫辅助诊断方法是由 Gotman 和 Gloor 于 1976 年提出的。该方法主要针对 16 通道脑电图，设计了一个癫痫脑电自动检测系统，通过提取包含脑电波持续时间、锐度以及幅度等时域特征来完成痫样棘波与尖波的检测，同时可消除由肌肉运动和快速眨眼所引起的伪迹[29]。这一工作自提出便引起了研究人员的广泛关注并对后续研究产生了重大影响。Weng 等人在 Gotman 所提脑电特征的基础上，进一步结合人工神经网络对癫痫脑电进行分类。[30] Qu 等在此基础上以脑电图的平均幅度、持续时间、谱峰的频率及宽度作为特征，并采用近邻分类器来区分癫痫发作脑电与非发作脑电，建立了第一个针对病患特异性的癫痫发作自动检测方法。[31] 在文献[47]

中,Chandaka 等人通过互相关函数计算每一段 EEG 信号与选定的模板 EEG 信号(通常选取为发作间歇期脑电)之间的一组互相关系数值,进而从互相关图中提取图心、等效宽度、均方坐标等指标,并据此构建基于互相关序列的癫痫脑电特征提取方法。

此外,由于癫痫发作时脑电信号的功率或能量相比未发作时会明显增大,因此将脑电信号的功率谱作为特征能有效区分癫痫发作脑电与未发作脑电。其中包含采用非参方法(如周期图法、平均周期图法、加窗平均周期图法等)或参数方法(如基于 AR/MA 模型的参数方法、特征向量法、多信号分类等)计算功率谱值,将其直接作为脑电特征并结合分类器共同完成癫痫性发作自动检测;[33] 也包含在功率谱的基础上进一步提取更为有效的癫痫脑电特征,来完成癫痫性发作的自动检测。例如,Naghsh-Nilchi 等人从脑电信号不同频率子带的功率谱中分别提取了均值、标准差、熵、移动性等参数,并将其整合作为最终分类癫痫脑电的特征集合。[32]

基于脑电信号非平稳的特性,大量学者基于时频分析对癫痫性发作的自动检测方法进行研究。2006 年,Jahankhani 等人采用离散小波变换将 EEG 分解为不同频率的子带信号,进而计算小波系数的最大值、最小值、均值、方差,并用其训练人工神经网络以完成癫痫脑电的自动检测。[33] Ocak 等人采用离散小波变换后得到子带信号,并从中提取近似熵以完成癫痫发作脑电与未发作脑电的自动识别。[34] Li 等人采用经验模态分解 EEG,并从本征模态函数中提取方差、波动指标等特征,提出了一种新的癫痫性发作自动检测方法。Pachori 等人则将本征模函数二阶差分图的 95% 置信椭圆面积作为提取的脑电特征,并结合人工神经网络实现了癫痫脑电与非癫痫脑电的自动识别。[35]

基于人们对脑科学研究的不断探索,大量研究表明大脑可以看作是一个非线性动力系统。在这一背景下,通过刻画非线性动力学特征以挖掘癫痫发作脑电与未发作脑电的差异性,成为近年来的研究热点。相比于正常脑电,癫痫发作时脑电信号的复杂性降低,由此关于刻画非线性系统复杂性的特征提取方法被广泛提出。Yuedong Song 等人分别以近似熵、样本熵作为脑电信号特征设计癫痫性发作的自动检测方法。[36] Nicolao 等人以排列熵为特征检测癫痫发作脑电。[37] 类似地,小波熵、谱熵、线长特征、分形截距等常用的系统复杂性度量也作为脑电特征被用于癫痫性发作的自动检测。[75,81,82]此外,鉴于癫痫未发作期脑电信号的反持久性低于发作期,Qi Yuan 等人在文中采用 Hurst 指数及去趋势标度指数作为 EEG 特征进行癫痫性发作的自动识别。[38]考虑到发作过程中系统的同步性必然高于未发作时期,Mormann 等人以脑电的相位同步性为特征,重点完成了颞叶癫痫发作的自动检测。[39]Altenburg 等人则采用同步似然性作为 EEG 通道间同步性的度量来辨别婴儿 EEG 中的癫痫发作与未发作脑电。[40]

近几年,随着深度学习技术的蓬勃发展,深度神经网络也逐渐被用于检测癫痫脑电信号。Lin 等人采用堆叠稀疏自编码器对临床脑电数据进行特征提取,并将提取的特征输入到 Softmax 分类器中进行训练和分类,从而实现癫痫性发作的自动检测。[41]Antoniades 等人针对多通道颅内脑电数据,采用卷积神经网络对正常脑电以及四种不同程度的痫样放电模式进行识别,然后通过增加的阈值层来最终实现癫痫性发作与未发作脑电的识别。[42]相比癫痫性发作的自动检测,关于癫痫发作追踪的研究相对较少。Le Van Quyen 等人基于多通道自回归模型中的残差协方差矩阵,对通道间的相对同步性进行分析,设计了长时程脑电记录中发作间歇期、发作前期、发作期与发作后期脑电信号的自动判别方法。[43]2004年,艾玲梅等人应用高阶累积量技术对癫痫患者发作前、发作中、发作后的脑电信号进行双谱估计并计算双相关系数,进而通过所得系数的差异性设计了区分癫痫发作不同阶段的判别方法。[44]王若凡等人基于有限穿越可视图算法将脑电信号映射为复杂网络,计算对应的网络特征并结合功率谱密度完成了癫痫性发作前、发作中、发作后脑电信号的识别。[45]Zaylaa 等人结合近似熵、样本熵、2 阶Renyi 熵以及柯西熵对癫痫发作前、发作中、发作后的脑电信号进行分析,进而基于相对差异性指标实现了对不同阶段脑电信号的自动识别。[46]

鉴于神经集群模型在神经放电机制研究中的有效性,近年来逐渐有少量工作聚焦于将神经集群模型应用于癫痫辅助诊断。据最新文献统计,目前该方向的研究工作不仅非常有限,而且存在着一定程度的局限性。在文献[65]中,Roessgen 等人首次提出了一种基于神经集群模型的癫痫性发作检测算法。该算法在 Lopes da Silva 模型的基础上设计了一个外部刺激并将其作为癫痫发作产生的驱动因素,进而结合极大似然函数对模型参数进行估计,并据此计算脑电功率谱。最终以背景脑电与发作脑电功率谱之比作为发作检测指标。所提方法在两个新生婴儿的癫痫脑电记录中进行了验证,均取得了较好的检测结果。这一开创性的工作首次成功地将神经计算模型应用于癫痫检测任务,并证明了基于模型的检测方法能够有效克服脑电数据非平稳性的不利影响。但该模型过于简化,所设计的外部刺激无法直接与癫痫产生的内在机制相关联,而且仅采用一个驱动因素代表产生癫痫的各种可能机制也不够合理。Arabi 等人提出了一种基于神经集群模型的海马区域癫痫性发作预测方法。[66]该方法采用六个 Wendling 模型,对每位患者所选择的六个通道分别进行分析(其中三个通道选自癫痫病灶区,其余三个则选自远离病灶区的区域)。对于每一模型,结合其所对应的脑电通道数据,采用功率谱分析完成模型参数估计,并通过发作前模型参数的变化趋势来预测发作。这一工作采用模型与数据混合驱动的研究思路,成功地在发作前至少 15 分钟捕捉到电活动的异常。但在该方法中,对每位患者均需人为选择恰当的分析通道,且用于癫痫性发作预测的阈值(最多 72 个阈值)与模型参数值均需要在训练中被优化,这使得计算过程极其复杂。同时,该方法中对于每个患者设定的预测准则也难以直接与癫痫发作内在机制相联系(即这些准则并不依赖于生理假设)。2013 年,Hocepied 等人根据 Jansen 和 Rit 的工作,首次将神经集群模型用于癫痫性发作早期检测。所提方法在 16 个患者的脑电数据上进行了验证,结果表明相比其他类型癫痫,所提方法对颞叶癫痫患者的检测敏感度最高,可达 95%。然而,该方法中采用了一个较为简单的神经集群模型,这使得模型在实际应用中难以模拟更多样化的神经放电行为。[18]基于此,Fan 等人于 2019 年提出了改进的癫痫发作早期检测算法。[67]该算法主要基于 Wendling 模型,通过将从临床数据中提取的七个时间特征和七个光谱特征与神经集群模型相结合,对集群模型中的平均突触增益实现自动辨识,进而基于辨识结果对癫痫性发作进行检测。相比[18],这一方法对颞叶癫痫患者的检测性能得到了进一步提升。然而,所提算法仅在颅内脑电数据上得到验证。相比头皮脑电信号,颅内脑电更为规律简单,因此所提方法更易获得较好性能。更为重要的是,尽管这两项工作被定义为"早期癫痫发作检测",但在所呈现的实验结果中却存在明显的检测延迟。

第2章

机器学习方法概述

  机器学习（Machine Learning，ML）通俗地讲就是让计算机从观测数据中自动学习其中所蕴含的规律，进而利用学习到的规律对未知数据进行预测。机器学习主要面向的问题或者任务有一个显著的特点，即这些任务对于人类而言很容易完成（例如简单的听说读写），但我们不清楚自己是如何做到的（例如我们无法讲清楚我们是如何认识一个数字"9"），因而无法根据对应规则来设计计算机程序完成这些任务。一个可行的方法就是设计一个算法让计算机自己从标注数据中学习其中的规律/规则，并用来完成各种任务。例如要识别手写体数字，首先需要通过人工标注大量的手写体数字图像，将这些图像作为训练数据，然后通过计算机程序自动学习图像中能够用于判断到底是哪个数字的"特征"，并依靠它来识别新的手写体数字。这个过程和我们教小孩子识别数字的过程是类似的。这种通过数据来学习的方法就称为机器学习方法。

  本章先介绍机器学习的三个基本要素，并较详细地介绍了四个典型机器学习模型（线性回归、决策树、前馈神经网络与支撑向量机）。

2.1　机器学习概述

  机器学习（Machine Learning，ML）是指从有限的观测数据中学习出具有一般性的规律，并利用这些规律对未知数据进行预测或分析的一种方法。使用机器学习来解决实际任务时，一般会包含以下几个步骤（如图 2.1 所示）：

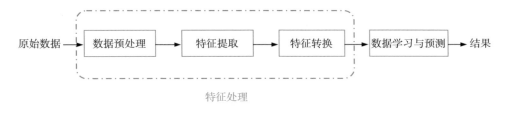

图 2.1　机器学习解决问题的一般流程

（1）数据预处理

主要针对原始采集数据进行初步的清洗、融合、加工等，并据此构建可以用于训练机器学习模型的数据集。具体包括数据缺失值的填充、数据异常值的剔除、数据冗余属性的消除、数据的缩放和归一化处理等技术。

（2）特征提取

从数据中提取与特定学习任务密切相关的，能够更全面、准确反映数据本质的高质量特征。例如：在基于心电信号的心脏疾病辅助诊断中，提取典型波形（如 QRS 波群、T 波、P 波等）、心拍类型、心拍节律等特征；在猫狗图像分类中提取鼻子大小、耳朵形状、有无胡须等特征；在运动目标跟踪中，提取前景点、背景点、运动目标的位置、形状或所占区域等特征。

（3）特征转换

对所提取特征进行进一步的加工，即从原始特征中找出其中最有效的特征。其中所谓有效性的衡量标准因具体任务而定，主要包含同类样本的不变性、不同样本的鉴别性、对噪声的鲁棒性等。常用的特征转换包括特征抽取、特征选择、特征融合等技术，如主成分分析、线性判别分析、独立成分分析等不同方法。一般将数据预处理、特征提取与特征转换统称为特征处理。

（4）数据学习与预测

采用上述处理后的特征学习一个模型，用于挖掘数据中蕴含的统计规律性，进而利用所学模型对新的数据进行预测和分析。对于分类任务，常用模型包括神经网络、支撑向量机、决策树、逻辑回归等；对于回归任务，常用模型包括线性回归、多项式回归、神经网络、回归树等。

2.2　机器学习的基本要素

机器学习一般包括监督学习、无监督学习和强化学习。监督学习是指从标注数据中学习预测模型的机器学习问题，即数据由输入与输出成对构成；无监督学习是指从无标注数据中学习预测模型的机器学习问题，即数据只由输入构成；强化学习是指在与外界环境连续互动中学习最优行为策略的机器学习问题。下面我们以监督学习为出发点，介绍机器学习方法的三个基本要素：学习模型、学习准则、学习算法。

（1）学习模型

监督学习的目的就在于学习一个由输入到输出的映射，这一映射由模型来表示，可以是概率模型，也可以是非概率模型。

对于一个机器学习任务，首先要确定其输入空间 X 和输出空间 Y。其中输入空间 X 由数据属性所确定，输出空间 Y 则由不同的任务目标所确定。具体地，对于二分类任务，输出空间可表示为 $Y=\{+1,-1\}$；对于多分类任务，输出空间可表示为 $Y=\{1,2,\cdots,C\}$（其中 C 是类别总数）；对于回归任务，输出空间即为 $Y=R$。

输入空间 X 与输出空间 Y 构成一个样本空间。令 $(x,y)\in x\times y$，假设输入 x 和输出 y 之间存在一个真实的映射关系（记为 $y=g(x)$）或服从某种真实的条件概率分布（记为 $p_r(y|x)$），但 $g(x)$ 或 $p_r(y|x)$ 是未知的，那么机器学习的目标就是找到一个模型 $f(x)$，使 $f(x)$ 尽可能地逼近 $g(x)$ 或 $p_r(y|x)$。

此时，由于 $g(x)$ 或 $p_r(y|x)$ 的具体形式未知，导致 $f(x)$ 的形式未知，其寻优范围难以确定。因而在实际操作中首先需要根据经验假设一个集合 F，通常可表示为一个参数化的函数族

$$F=\{f(x;\theta)\,|\,\theta\in R^D\},$$

用于确定 $f(x)$ 的寻优范围（或学习范围）。其中 $\theta\in R^D$ 表示参数向量（D 为参数个数），$f(x;\theta)$ 为参数 θ 的函数，此处称为模型。集合 F 一般称为假设空间（Hypothesis Space），常见的假设空间可分为线性和非线性两种，模型 f 分别对应称为线性模型和非线性模型。据此，机器学习的目标可表述为：寻找一个最优模型

$f(x;\theta^*)$，使输入样本 x 与模型 $f(x;\theta^*)$ 之间满足的关系最大可能地逼近真实映射函数 $y=g(x)$ 或服从条件概率分布 $p_r(y|x)$。

（2）学习准则

机器学习的目标在于从假设空间中选取最优模型。那么根据已构建的模型假设空间，如何衡量该空间中任一模型的优劣，即按照什么样的准则学习或选择最优模型（学习准则的建立），显然是一个必要步骤。

假设训练集 $D=\{(x^{(n)},y^{(n)})\}_{n=1}^N$ 是由 N 个独立同分布样本组成，给定任意小的正数 ϵ，最优模型 $f(x,\theta^*)$ 应满足

$$|f(x,\theta^*)-y|<\epsilon,$$

或

$$|f(x,\theta^*)-p_r(y|x)|<\epsilon。$$

然而，上述公式只能看作是一个形式化定义，并无法实际操作。基于此，定义期望风险 $R(\theta)$，即

$$R(\theta)=E_{(x,y)\sim p_r(x,y)}[L(y,f(x;\theta))],$$

其中 $p_r(x,y)$ 为真实的数据分布；$L(y,f(x;\theta))$ 为损失函数，用来量化两个变量之间的差异。显然，损失 $L(y,f(x;\theta))$ 越小，模型值 $f(x;\theta)$ 输出样本 y。于是，最优模型应是满足

$$\theta^*=\operatorname{argmin}R(\theta) \qquad\qquad （*）$$

的 $f(x,\theta^*)$。上式（*）称为风险最小化准则。

但如前所述，无论是真实的数据分布 $p_r(x,y)$，还是真实的映射函数 $y=g(x)$（或条件概率分布 $p_r(y|x)$），实际上都是未知的，因而期望风险 $R(\theta)$ 并无法直接计算。基于此，可根据训练数据集 $D=\{(x^{(n)},y^{(n)})\}_{n=1}^N$ 近似计算期望风险，即所谓的经验风险，定义为训练集上的平均损失：

$$R_D^{\mathrm{emp}}(\theta)=\frac{1}{N}\sum_{n=1}^N L(y^{(n)},f(x^{(n)};\theta))。$$

根据大数定理可知，当训练集的大小 $|D|$ 趋向于无穷大时，经验风险可趋向于期望风险。据此，机器学习的目标可重新表述为：寻找最优参数 θ^*，使得经验风险达到最小，即

$$\theta^*=\operatorname{argmin}R_D^{\mathrm{emp}}(\theta)。 \qquad\qquad （**）$$

上式（**）称为经验风险最小化（Empirical Risk Minimization，ERM）准则，是目前机器学习中普遍采用的学习准则。

（3）学习算法

在上述工作的基础上，我们构建了学习模型空间 F 并确定了学习准则，那么最后需要完成的任务就是：如何以学习准则为评价依据，在模型空间 F 中找到最优模型 $f(x,\theta^*)$。这显然构成了一个最优化（Optimization）问题。可以说，机器学习的训练过程其实就是最优化问题的求解过程。

最简单常用的优化算法是梯度下降法。首先初始化参数 θ_0，然后按照如下迭代公式来计算使得风险函数最小化的 θ：

$$\theta_{t+1}=\theta_t-\alpha\frac{\partial R_D(\theta)}{\partial\theta}$$
$$=\theta_t-\alpha\frac{1}{N}\sum_{n=1}^{N}\frac{\partial L(y^{(n)},f(x^{(n)};\theta))}{\partial\theta}。$$

由于在上述寻优过程中，每次迭代时需要计算所有样本的梯度并求和，因而这一方法也称为批量梯度下降法（Batch Gradient Descent，BGD）。

然而，当样本数量 N 很大时，每次迭代的计算代价呈平方级增长。为了减少计算复杂度，可在每次迭代时随机选取一个样本，计算该样本损失函数的梯度并更新参数。这一改进算法称为随机梯度下降法，其步骤可见算法 2.1。

算法 2.1（随机梯度下降法）

给定训练集 $D=\{(x^{(n)},y^{(n)})\}_{n=1}^{N_1}$，验证集 $V=\{(x^{(n)},y^{(n)})\}_{n=N_1+1}^{N_2}$，学习率 α 以及阈值ϵ。

步骤 1：随机初始化 θ，并对训练集 D 中的样本随机排序；

步骤 2：

for $n=1\cdots N_1$

2.1　从训练集 D 中选取样本$(x^{(n)},y^{(n)})$；

2.2　按如下公式更新参数

$$\theta'=\theta-\alpha\frac{\partial L(\theta;x^{(n)},y^{(n)})}{\partial\theta};$$

2.3　在验证集 V 上计算 $f(x;\theta)$ 以及对应损失

$$R^V(\theta')=\frac{1}{N_2-N_1}\sum_{n=N_1+1}^{N_2}L(y^{(n)},f(x^{(n)};\theta'));$$

end

步骤 3：计算 $|R^V(\theta')-R^V(\theta)|$。若 $|R^V(\theta')-R^V(\theta)|\leqslant\epsilon$，则此时得到的 θ' 为 θ 的最优参数值；否则，返回步骤 1。

Nemirovski 等人证明，当经过足够次数的迭代时，随机梯度下降可收敛至局部最优解。[110]

2.3　典型机器学习模型

机器学习是一门不断发展的学科，从 1642 年 Pascal 发明的手摇式计算机，到 1949 年 Donald Hebb 提出的赫布理论，都蕴含着机器学习思想的萌芽。1952 年，"机器学习之父"亚瑟·塞缪尔设计了西洋跳棋程序，推翻了以往"机器无法超越人类，不能像人一样写代码和学习"这一传统认识，并在 1956 年正式提出了"机器学习"这一概念。但直到 1980 年，机器学习才真正成为一个独立的研究方向。在这之后的 10 年里，一些重要的机器学习方法和理论被相继提出，典型代表包括决策树（1984）、前馈神经网络与反向传播算法（1986）、卷积神经网络（1989）。从 1990 开始，机器学习逐渐走向成熟和应用，学习理论和方法得到了进一步的完善和充实，代表性的成果包括支撑向量机（1995）、AdaBoost 算法（1997）、循环神经网络（1997）、流形学习（2000）、随机森林（2001）等。

本书从最简单的机器学习模型——线性回归出发，按照时间顺序，对几个典型的机器学习模型进行介绍，包括决策树、前馈神经网络、支撑向量机。

2.3.1　线性回归

线性回归是机器学习中最基础、应用最广泛的模型，是一种对输入变量和输出变量之间关系进行建模的回归分析方法。

给定数据集 $D=\{(x^{(n)},y^{(n)})\}_{n=1}^N$，$x^{(n)}=(x_1^{(n)},x_2^{(n)},\cdots,x_D^{(n)})^{\mathrm{T}}\in R^D$，其中 $x^{(n)}$ 的每一分量称为属性，$y^{(n)}\in R$。线性回归就是试图从给定数据集中学习得到一个线性模型，使该模型尽可能准确地反映 $x^{(n)}$ 和 $y^{(n)}$ 之间的对应关系。这里的线性模型就是 $x^{(n)}$ 对应属性的线性组合，可表示为

$$f(x^{(n)};w,b)=w^{\mathrm{T}}x^{(n)}+b, \tag{2.1}$$

其中,$w=(w_1,w_2,\cdots,w_D)^T\in R^D$ 称为权重向量,$b\in R$ 为偏置,它们均为可学习参数。当 $D=1$ 时,(2.1)称为一元线性回归(或简单回归);当 $D>1$ 时,(2.1)称为多元线性回归。

对于 $x^{(n)}$ 和 w,进一步定义:

$$\hat{x}^{(n)}=x^{(n)}\oplus1\triangleq\begin{bmatrix}x^{(n)}\\1\end{bmatrix}=\begin{bmatrix}x_1^{(n)}\\\vdots\\x_D^{(n)}\\1\end{bmatrix},$$

$$\hat{w}=w\oplus b\triangleq\begin{bmatrix}w\\b\end{bmatrix}=\begin{bmatrix}w_1\\\vdots\\w_D\\b\end{bmatrix},$$

分别称其为增广特征向量和增广权重向量,其中"$\oplus$"定义为两个向量的拼接。这样,线性回归模型可进一步简写为

$$f(\hat{x}_n;\hat{w})=\hat{w}^T\hat{x}^{(n)}。$$

为了符号的简便性,仍用下式

$$f(x_n;w)=w^T x^{(n)}$$

表达线性回归模型。

根据机器学习三要素,确定模型(2.1)之后,如何选择恰当的学习准则与学习算法,是求解最优线性回归模型的必要步骤。接下来,我们介绍一种基于经验风险最小化准则与梯度下降方法的最优线性回归模型求解方法。由于线性回归的样本标签和模型输出都为实数值,因此损失函数通常选择为平方损失函数,则训练集 D 上的经验风险可定义为

$$\begin{aligned}R(w)&=\sum_{n=1}^{N}L(y^{(n)},f(x^{(n)};w))\\&=\frac{1}{2}\sum_{n=1}^{N}(y^{(n)}-w^T x^{(n)})^2\\&=\frac{1}{2}|y-X^T w|^2,\end{aligned}$$

其中 $y=[y^{(1)},\cdots,y^{(N)}]^T\in R^N$ 是由所有样本的真实标签组成的列向量,而

$X \in R^{(D+1) \times N}$ 是由所有样本的输入特征 $x^{(1)}, \cdots, x^{(N)}$ 组成的矩阵：

$$X = \begin{bmatrix} x_1^{(1)} & x_1^{(2)} & \cdots & x_1^{(N)} \\ \vdots & \vdots & \ddots & \vdots \\ x_D^{(1)} & x_D^{(2)} & \cdots & x_D^{(N)} \\ 1 & 1 & \cdots & 1 \end{bmatrix}$$

风险函数 $R(w)$ 是关于 w 的凸函数，其对 w 的偏导数为

$$\frac{\partial R(w)}{\partial w} = \frac{1}{2} \frac{\partial |y - X^{\mathrm{T}} w|^2}{\partial w} = -X(y - X^{\mathrm{T}} w)。$$

令 $\frac{\partial}{\partial w} R(w) = 0$，得到最优的参数 w^* 为

$$w^* = (XX^{\mathrm{T}})^{-1} X y$$
$$= \left(\sum_{n=1}^{N} x^{(n)} (x^{(n)})^{\mathrm{T}} \right)^{-1} \left(\sum_{n=1}^{N} x^{(n)} y^{(n)} \right)。$$

这种求解线性回归参数的方法也叫最小二乘法 (Least Square Method, LSM)。

在最小二乘法中，$XX^{\mathrm{T}} \in R^{(D+1) \times (D+1)}$ 必须存在逆矩阵，即 XX^{T} 为满秩矩阵。当 XX^{T} 不可逆时，可以通过下面两种方法来估计参数：①先使用主成分分析等方法来预处理数据，消除不同特征之间的相关性，然后再使用最小二乘法来估计参数。②使用梯度下降法来估计参数。先初始化 $w = 0$，然后通过下面公式进行迭代：

$$w \leftarrow w + \alpha X(y - X^{\mathrm{T}} w)，$$

其中 α 称为学习率。这种利用梯度下降法来求解的方法也称为最小均方算法。

2.3.2 决策树

决策树是 1979 年由澳大利亚科学家 J. Ross Quinlan 提出的一种基本的分类与回归方法。本小节主要介绍用于分类的决策树。

分类决策树模型是一种用于对实例 (样本) 进行分类的树形结构，由节点和有向边构成。节点有两种类型，即用于表示特征或属性的内部节点，以及用于表示类别的叶节点 (如图 2.2 所示，圆和方框分别代表内部节点和叶节点)。采用决策树进行分类时，对输入的某一实例 x，从根节点开始，对 x 的某一特征/属性

进行测试(是否满足某一条件),根据测试结果将实例分配到其子节点,此时每个子节点对应着该特征的一个取值,如此递归地对实例进行测试并分配,直到到达叶节点。

可以将决策树看成一个 if-then 规则的集合,即由决策树的根节点到叶节点的每一条路径构建一个规则;路径上内部节点的特征/属性对应着规则的条件,而叶节点对应着规则的结论。决策树学习本质上是从训练数据集中归纳出一组分类规则。

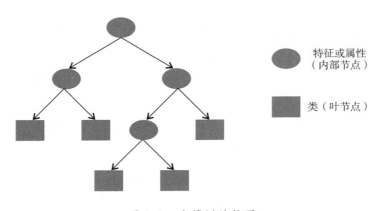

特征或属性
(内部节点)

类(叶节点)

图 2.2　决策树结构图

决策树学习算法包含三个步骤:特征选择、决策树的生成以及决策树的修剪。常用算法包括 ID3、C4.5 与 CART 算法。以下以 ID3 算法为例,简单介绍决策树学习算法的三个步骤。

ID3 算法的核心是在决策树各个节点上应用信息增益准则选择特征,递归地构建决策树。信息增益的定义如下。

定义 2.1　特征 A 对训练数据集 D 的信息增益 $g(D,A)$,定义为集合 D 的经验熵 $H(d)$ 与给定特征 A 的条件下 D 的经验条件熵 $H(D|A)$ 之差,即

$$g(D,A)=H(d)-H(D|A)。$$

信息增益的具体算法可参见附录 3。

ID3 算法的基本思想是从根节点开始,对节点计算所有可能特征的信息增益,选择信息增益最大的特征作为节点的特征,由该特征的不同取值建立子节点;再对子节点递归地调用以上方法,构建决策树;直到所有特征的信息增益均

很小或没有特征可以选择为止。具体可总结为如下算法 2.2。

算法 2.2(ID3 算法)

输入:训练数据集 $D = \{(x^{(n)}, y^{(n)})\}_{n=1}^{N}$,其中 $x \in R^D$ 为输入实例,$y \in \{1, 2, \cdots, C\}$ 为类标记,特征集 A,阈值 ϵ。

输出:决策树 T。

步骤 1:若 D 中所有实例属于同一类 $C_k \in \{1, 2, \cdots, C\}$,则 T 为单节点树,并将类 C_k 作为该节点的类标记,返回 T;

步骤 2:若 $A = \phi$,则 T 为单节点树,并将 D 中实例数最大的类 C_k,作为该节点的类标记,返回 T;

步骤 3:否则,计算 A 中各特征对 D 的信息增益,选择信息增益最大的特征 $A_g \in A$;

步骤 4:如果 A_g 的信息增益小于阈值 ϵ,则置 T 为单节点树,并将 D 中实例数最大的类 C_k,作为该节点的类标记,返回 T;

步骤 5:否则,对 A_g 的每一可能值 $a_{g,i}$,按照 $A_g = a_{g,i}$ 将 D 分割为若干非空子集 D_i,将 D_i 中实例数最大的类作为标记,构建子节点,由节点及其子节点构成树 T,返回 T;

步骤 6:对第 i 个子节点,以 D_i 为训练集,以 $A - \{A_g\}$ 为特征集,递归地调用步骤 1—5,得到子树 T_i,返回 T_i。

ID3 算法递归地产生决策树,直到不能继续下去为止。这种方法容易构建出过于复杂的树,产生过拟合。解决这一问题的办法是考虑决策树的复杂度,对已生成的决策树进行简化,即对树进行剪枝。具体地,从已生成的树上裁掉一些子树或叶节点,并将其根节点或父节点作为新的叶节点,从而简化分类树模型。可总结为如下算法。

算法 2.3

输入:生成算法产生的整个树 T,参数 α。

输出:修建后的子树 T_α。

步骤 1:计算每个节点的经验熵;

步骤 2:对每一组叶节点,设其回缩到父节点之前与之后的树分别表示为 T_B 与 T_A,则按照如下公式计算两个树所对应的损失函数

$$C_\alpha(t) = \sum_{F=1}^{|T|} N_t H_t(t) + \alpha|T|,$$

其中,t 为树 T 的叶节点,该叶节点有 N_t 个样本点,$|T|$ 为叶节点个数,H_t (T) 为叶节点 t 上的经验熵,$\alpha \geqslant 0$ 为参数。记 T_B 与 T_A 的对应的损失函数值分别为 $C_\alpha(T_B)$ 与 $C_\alpha(T_A)$,若

$$C_\alpha(T_A) \leqslant C_\alpha(T_B),$$

即只要回缩之后树的损失函数值不大于回缩之前树的损失函数值,就可进行剪枝,即将父节点变为新的叶节点。

步骤 3:返回步骤 2,直至不能继续为止,得到损失函数最小的子树 T_α。

2.3.3 前馈神经网络

前馈神经网络(Feedforward Neural Network,FNN)是最早发明的简单人工神经网络。在前馈神经网络中,各神经元分别属于不同的层。每一层的神经元可以接收前一层神经元的信号,并产生信号输出到下一层。第 0 层称为输入层,最后一层称为输出层,其他中间层称为隐藏层。整个网络中无反馈,信号从输入层向输出层单向传播,可用一个有向无环图表示(如图 2.3 所示)。

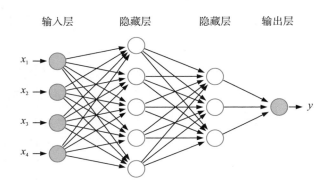

图 2.3　前馈神经网络结构图

设网络层数为 L(一般只考虑隐藏层和输出层),输入向量为 $x=(x_1,x_2,\cdots,x_n)$,第 $l-1$ 层到第 l 层的连接权重矩阵为 $W_l(l=1,2,\cdots,L)$,偏置向量为 b_l,第 l 层的神经元个数为 M_l,则第 l 层的输出 $a^{(1)}$ 可表示为

$$a^{(1)} = f(z^{(1)}),$$

$$z^{(1)} = W_l a^{(l-1)} + b_l,$$

其中 $y^{(0)} = x, z^{(1)}$ 称为第 l 层神经元的净活性值（net activation），$f(\cdot)$ 为激活函数，常用的激活函数包括 sigmoid 函数、$\tanh$ 函数等。则网络最终输出可表示为 $\hat{y} = a^{(L)}$。

前馈神经网络最常用的参数学习方法为误差反向传播（Backpropagation，BP）算法。下面以多分类问题为例，对 BP 算法进行概述。

给定训练集为 $D = \{(x^{(n)}, y^{(n)})\}_{n=1}^{N}$，将每个样本 $x^{(n)}$ 输入给前馈神经网络，得到网络输出为 $\hat{y}^{(n)}$，其在数据集 D 上的结构化风险函数为

$$R(W, b) = \frac{1}{N} \sum_{n=1}^{N} L(y^{(n)}, \hat{y}^{(n)}) + \frac{1}{2} \lambda |W|_F^2,$$

其中 W 和 b 分别表示网络中所有的权重矩阵和偏置向量，$L(\cdot, \cdot)$ 为损失函。对于分类问题，常用的损失函数为交叉熵损失函数，即

$$L(y^{(n)}, \hat{y}^{(n)}) = -y^{(n)\mathrm{T}} \log \hat{y}^{(n)},$$

其中 $y^{(n)} \in \{0, 1\}^C$ 为标签 $y^{(n)}$ 对应的 one-hot 向量表示。

有了学习准则和训练样本，网络参数可以通过梯度下降法来进行学习。在梯度下降方法的每次迭代中，第 $l(l = 1, 2, \cdots, L)$ 层参数 W_l 可按照如下方式更新

$$W_l \leftarrow W_l - \alpha \frac{\partial R(W, b)}{\partial W_l}$$

$$= W_l - \alpha \left(\frac{1}{N} \sum_{n=1}^{N} \left(\frac{\partial L(y^{(n)}, \hat{y}^{(n)})}{\partial W_l} \right) + \lambda W_l \right).$$

根据链式法则，

$$\frac{\partial L(y^{(n)}, \hat{y}^n)}{\partial w_{ij}^{(l)}} = \frac{\partial z^{(l)}}{\partial w_{ij}^{(l)}} \frac{\partial L(y^{(n)}, \hat{y}^{(n)})}{\partial z^{(l)}}. \tag{2.2}$$

因 $z^{(l)} = W_l a^{(l-1)} + b_l$，偏导数

$$\frac{\partial z^{(l)}}{\partial w_{ij}^{(l)}} = \left[\frac{\partial z_1^{(l)}}{\partial w_{ij}^{(l)}}, \cdots, \frac{\partial z_i^{(l)}}{\partial w_{ij}^{(l)}}, \cdots, \frac{\partial z_{M_l}^{(l)}}{\partial w_{ij}^{(l)}} \right]$$

$$= \left[0, \cdots, \frac{\partial (w_{ij}^{(l)} a^{(l-1)} + b_i^{(l)})}{\partial w_{ij}^{(l)}}, \cdots, 0 \right]$$

$$= [0, \cdots, a_j^{(l-1)}, \cdots, 0] \triangleq I_i(a_j^{(l-1)}). \tag{2.3}$$

偏导数 $\frac{\partial L(y^{(n)}, y^{(n)})}{\partial z^{(l)}}$ 称为第 l 层神经元的误差项，用 $\delta_{(n)}^{(l)}$ 来表示，根据链式

法则

$$\delta_{(n)}^{(l)} \triangleq \partial \frac{\partial L(y^{(n)}, \hat{y}^{(n)})}{\partial z^{(l)}} = \frac{\partial a^{(l)}}{\partial z^{(l)}} \cdot \frac{\partial z^{(l+1)}}{\partial a^{(l)}} \cdot \frac{\partial L(y^{(n)}, \hat{y}^{(n)})}{\partial z^{(l+1)}}$$

$$= \mathrm{diag}(f_l'(z^{(l)})) \cdot (W_{l+1})^{\mathrm{T}} \cdot \delta_{(n)}^{(l+1)}$$

$$= f_l'(z^{(l)}) \odot ((W_{l+1})^{\mathrm{T}} \delta_{(n)}^{(l+1)}) \text{。} \tag{2.4}$$

由公式$(2.3)-(2.4)$，$\dfrac{\partial L(y^{(n)}, \hat{y}^{(n)})}{\partial w_{ij}^{(l)}}$可进一步表示为

$$\frac{\partial L(y^{(n)}, y^{(n)})}{\partial w_{ij}^{(l)}} = I_i(a_j^{(l-1)}) \delta_{(n)}^{(l)}$$

$$= [0, \cdots, a_j^{(l-1)}, \cdots, 0][\delta_{(n,1)}^{(l)}, \cdots, \delta_{(n,i)}^{(l)}, \cdots, \delta_{(n,M_l)}^{(l)}]^{\mathrm{T}}$$

$$= \delta_{(n,i)}^{(l)} a_j^{(l-1)} \text{。}$$

由上述分析可得，

$$\frac{\partial L(y^{(n)}, \hat{y}^{(n)})}{\partial W_l} = \delta_{(n)}^{(l)} (a^{(l-1)})^{\mathrm{T}},$$

即W_l参数更新方式可改写为

$$W^{(l)} \leftarrow W^{(l)} - \alpha \left(\frac{1}{N} \sum_{n=1}^{N} \delta_{(n)}^{(l)} (a^{(l-1)})^{\mathrm{T}} + \lambda W^{(l)} \right) \text{。}$$

同样可得到b_l的更新方式为

$$b_l \leftarrow b_l - \alpha \frac{\partial R(W, b)}{\partial b_l}$$

$$= b_l - \alpha \left(\frac{1}{N} \sum_{n=1}^{N} \left(\frac{\partial L(y^{(n)}, \hat{y}^{(n)})}{\partial b_l} \right) \right) = b_l - \alpha \left(\frac{1}{N} \sum_{n=1}^{N} (\delta_{(n)}^{(l)}) \right) \text{。}$$

对于前馈神经网络,BP 算法也存在一些局限性,如训练速度慢、容易陷入局部极小值、学习率的选择敏感等。因此,一些新的学习算法也被提出用于训练神经网络,其中一个比较值得注意的算法就是极限学习机(Extreme learning machine,ELM)。ELM 是由 Guang-Bin Huang 等人于 2006 年首先提出的一种用于训练单隐层前馈神经网络(Single-hidden Layer Feedforward Networks,SLFNs)的快速学习算法。该算法通过随机选取隐节点的输入连接权重与偏置而确定隐层输出矩阵,进一步通过隐层输出矩阵的 M—P 广义逆计算输出权重。与传统的训练方法相比,该方法具有学习速率快、泛化性能好等优点。对于一个包含 n 个输入节点、L 个隐节点和 m 个输出节点的单隐层前馈神经网络,ELM

算法可归纳为如下三步：

步骤 1：随机选取输入权重 $W_i = (w_{i1}, \cdots, w_{im})^T \in R^n$ 及偏置 $b_i \in R, i = 1,$
$2, \cdots, L$，其中 W_i 表示第 i 个隐节点和输入层的连接权重向量，$b_i \in R$ 表示第 i 个隐节点的阈值或偏置。

步骤 2：计算隐层输出矩阵 H，

$$H = \begin{pmatrix} G(W_1, b_1, x^{(1)}) & G(W_2, b_2, x^{(1)}) & \cdots & G(W_L, b_L, x^{(1)}) \\ G(W_1, b_1, x^{(2)}) & G(W_2, b_2, x^{(2)}) & \cdots & G(W_L, b_L, x^{(2)}) \\ \vdots & \vdots & \ddots & \vdots \\ G(W_1, b_1, x^{(N)}) & G(W_2, b_2, x^{(N)}) & \cdots & G(W_L, b_L, x^{(N)}) \end{pmatrix},$$

其中 $G(W_i, b_i, x^{(\cdot)})$ 表示第 i 个隐节点的输出。H 的第 j 列表示第 j 个隐节点关于所有输入 $x^{(1)}, x^{(2)}, \cdots, x^{(N)}$ 的输出，其第 i 行表示所有隐节点关于第 i 个输入 $x^{(i)}$ 的输出。

步骤 3：计算输出权重 $\hat{\beta} = H^+ Y$，其中 H^+ 即为 H 的 $M-P$ 广义逆，$Y = (y^{(1)}, \cdots, y^{(N)})^T_{m \times N}$。

2.3.4 支撑向量机

支撑向量机（support vector machine，SVM）是 1995 年 Vipnik 等人首先提出的一种基于 VC 维理论和结构风险最小化理论的机器学习方法。作为一种二分类模型，SVM 可定义为一个特征空间上的最大间隔线性分类器（或超平面）。其数学模型最终可表示为一个凸优化问题，因此可采用已知的有效算法求得目标函数的全局最优点。

①对于线性可分的样本集 $\{(x_i, y_i) : x_i \in R^d, y_i \in \{-1, 1\}\}_{i=1}^n$，令分类超平面为 $w \cdot x + b = 0, (w \in R^d, b \in R)$，则 SVM 算法的基本思想是通过最大化每一类样本点中离超平面最近的样本点与超平面间的距离来确定最优分类超平面（optimal separating hyperplane，OSH）。上述思想可归纳为求解如下最优化问题：

$$\min \frac{1}{2} |w|^2, \tag{2.5}$$

$$\text{s. t.} \quad y_i(wx_i + b) - 1 \geqslant 0, i = 1, 2, \cdots, n。$$

通过 Lagrange 乘子法可得上式的 Lagrange 函数为

$$\Lambda(w,b,\lambda)=\frac{1}{2}\,|w|^{2}+\sum_{i=1}^{N}\alpha_{i}(1-y^{(n)}(w^{\mathrm{T}}x^{(n)}+b)),\qquad(2.6)$$

其中 $\alpha_{1}\geqslant0,\cdots,\alpha_{N}\geqslant0$ 为 Lagrange 乘子。计算 $\Lambda(w,b,\lambda)$ 关于 w 和 b 的导数,并令其等于 0,得到

$$w=\sum_{i=1}^{N}\alpha_{i}y^{(i)}x^{(i)},\qquad(2.7)$$

$$0=\sum_{i=1}^{N}\alpha_{i}y^{(i)}。\qquad(2.8)$$

将公式(2.7)代入公式(2.6),并利用公式(2.8),得到拉格朗日对偶函数

$$\Gamma(\alpha)=-\frac{1}{2}\sum_{i=1}^{N}\sum_{j=1}^{N}\alpha_{i}\alpha_{j}y^{(m)}y^{(n)}(x^{(m)})^{\mathrm{T}}x^{(n)}+\sum_{i=1}^{N}\alpha_{i}。$$

通过最大化对偶函数 $\max\limits_{\lambda\geqslant0}\Gamma(\alpha)$ 求解拉格朗日乘数的最优值 α_{i}^{*} $(i=1,2\cdots,N)$。

根据公式(2.7)计算出最优权重 w^{*},最优偏置 b^{*} 可以通过任选一个支持向量 $(\tilde{x},\tilde{y})$ 计算得到

$$b^{*}=\tilde{y}-w^{*\mathrm{T}}\tilde{x},$$

则最终的 OSH 为

$$w^{*}x+b^{*}=\sum_{i=1}^{n}\alpha_{i}^{*}y_{i}(x_{i}\cdot x)+b^{*}。$$

对于新的样本点 x,可通过最优判别函数

$$f(x)=\mathrm{sgn}(w^{*}x+b^{*})$$

$$=\mathrm{sgn}(\sum_{i=1}^{n}\alpha_{i}^{*}y_{i}(x_{i}\cdot x)+b^{*})$$

对其进行分类,其中 sgn(•)为符号函数。在两类分类问题中,采用 SVM 求得的 OSH(如图 2.4 所示),图中实心圆与空心圆代表线性可分的两类样本点,虚线上的样本点即为支撑向量,实线即为所求的 OSH。

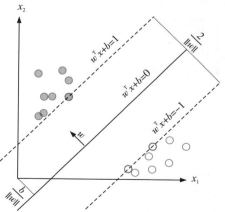

图 2.4　两类分类问题中 SVM 求得的超平面

②对于近似线性可分的样本集，OSH 可通过在优化问题(2.4)中加入松弛变量

$$\min \frac{1}{2} |w|^2 + C(\sum_{i=1}^{n} \xi_i)$$

s. t.　$y_i(wx_i + b) - 1 + \xi_i \geqslant 0, i = 1, 2, \cdots, n$。

其中 C 称为惩罚因子，用于控制对样本错分的程度，ξ_i 称为松弛变量。

③对于线性不可分的样本集，可通过引入核函数，将样本集投影到高维特征空间，使其在高维空间中满足线性可分。此时，相应的 OSH 可表示为

$$w^* x + b^* = \sum_{i=1}^{n} \alpha_i^* y_i K(x_i, x) + b^*,$$

其中 $K(\cdot)$ 为核函数。常用的核函数包括线性核函数、RBF 核函数、sigmoid 核函数等。

2.4　本章小结

本章我们对机器学习方法进行了简单概述，包括采用机器学习方法解决实际问题的一般步骤、机器学习的三个基本要素，并重点对四个典型机器学习算法(线性回归、决策树、前馈神经网络与支撑向量机)进行了详细介绍。

第3章

神经计算模型

神经计算模型是一类基于生物物理基础的模拟神经系统放电活动的数学模型，通常用于探索大脑放电活动的内在机制。可以说，神经计算模型是生理实验与仿真计算之间的一座桥梁。生理实验能够从真实的环境中认识大脑的结构和生理功能，可以为建立模型提供解剖和生理学上的支持，并能对模型的合理性进行验证；反过来，通过模型的仿真，不仅可以验证生理实验中观察到的生理病理机制，而且可以通过调整模型参数来模拟相应的放电波形。可以说，神经计算模型为深入了解大脑功能提供了一种新的途径。本章首先从神经元出发，介绍神经元的结构以及放电原理，然后对目前广泛研究的两类神经计算模型——微观模型和宏观模型的基本概念及建模思想进行了系统介绍。在微观神经计算模型方面，重点介绍了两个典型的神经元模型，即 Hodgkin-Huxley 模型与 Morris-Lecar 模型；在宏观神经计算模型方面，重点介绍了四类典型的神经集群模型，即 Wilson&Cowan 模型、Liley 模型、J&R 模型以及 Wendling 模型。

3.1 神经元与神经元放电

神经元是神经系统最基本的结构和功能单位。神经元形态与功能多种多样，但结构上大致都可分为树突、轴突与胞体三部分。胞体的大小差异很大，小的直径仅 5～6μm，大的可达 100μm 以上。树突与轴突（可统称为突起）的形态、数量和长短也不相同。树突多呈树状分支，它可接受刺激并将冲动传向胞体。

轴突呈细索状,末端常有分支,称轴突终末。轴突将冲动从胞体传向终末,如图 3.1 所示。通常一个神经元有一个至多个树突,但轴突只有一条。一般而言,神经元的胞体越大,其轴突越长。

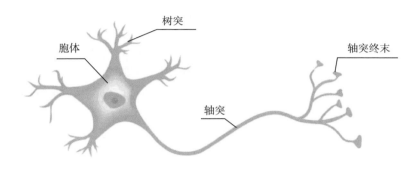

图 3.1　神经元的基本结构

下面分别从动作电位、脉冲发放速率、突触后膜电位等方面介绍神经元的放电原理。

（1）动作电位

单个神经元在外界刺激下能做出一系列动作电位响应,是神经系统实现其功能的基础。神经元动作电位的产生是细胞膜两侧离子发生流动形成浓度差,进而导致细胞膜内外电位差发生变化的结果。[68]神经元主要利用电压型离子通道(主要为 Na^+ 通道与 K^+ 通道)来控制离子跨膜运动。

当细胞处于静息状态时,K^+ 通道开放同时 Na^+ 通道关闭。这时 K^+ 会从浓度高的膜内向浓度低的膜外运动,使膜外带正电而膜内带负电;而膜外正电的产生发过来又阻止了膜内 K^+ 的继续外流,促使膜电位不再发生变化。此时的膜电位称为静息电位,它是一切生物电产生和变化的基础。大多数细胞的静息电位在 $-10 \sim 100$ mV 之间。

当细胞受到刺激产生兴奋时,首先是少量兴奋性较高的 Na^+ 通道开放。Na^+ 从浓度高的膜外向浓度低的膜内运动,使得膜两侧电位差减小,产生一定程度的去极化(如图 3.2 中①所示)。当电位差减小到一定阈值时(达到阈电位,如图 3.2 中②所示),大量 Na^+ 通道同时开放,促使膜外 Na^+ 快速内流进而使得细胞内正电荷迅速增加,电位急剧上升,形成了动作电位的上升支。这一过程称为去极化(如图 3.2 中③所示)。当膜内正电位上升到一定程度后(达到 Na^+ 平衡电位),Na^+ 停止内流且 Na^+ 通道失活关闭,同时 K^+ 通道在 Na^+ 内流过程中被激活而开放,且 K^+ 因浓度差从膜内向膜外运动。当 Na^+ 内流与 K^+ 外流平衡时可产生峰电位(膜电位的最大幅值,如图 3.2 中④所示);随后,K^+ 外流速度大于 Na^+ 内流速度,大量正电荷外流导致膜内电位迅速下降,形成动作电位的下降支。这一过程称为复极化(如图 3.2 中⑤所示)。此后,膜电位基本恢复到静息水平,但 Na^+ 与 K^+ 并未恢复到静息电位时的水平,需要依靠"Na^+-K^+"泵将流入的 Na^+ 泵出,同时将流出的 Na^+ 泵入,为下一次动作电位的形成做准备。需要强调的是,这一过程的完成需要消耗三磷酸腺苷,即 ATP。

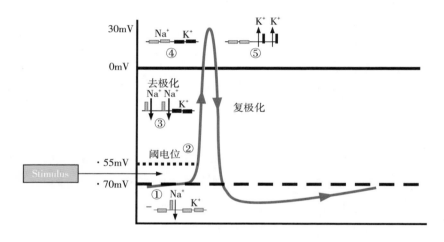

图 3.2 动作电位的产生

(2)脉冲发放率

虽然动作电位的时长、电位差与波形都各有不同,但是在神经编码的研究中,它们都被当作同样的事件来处理。如果忽略掉动作电位的持续时长,动作电位序列(或脉冲序列)可以被简单地看作一系列"全或无"的时间点组合。动作电位序列包含的信息可能来自不同的编码方案,目前普遍采用频率编码。其中一种定义方式为一个时间编码窗口的平均电峰数量与编码时间窗持续时长的比值,称为脉冲发放率;另一种定义方式为电峰之间的平均间隔时间,每个序列的间隔时间都带有特定的含义。频率编码最初由 Edgar Adrian 和 Yngve Zotterman 于 1926 年提出,他们通过记录将不同重量的物体悬挂于一条肌肉时肌肉中感觉神经元的放电行为,发现了悬挂较重物体(重量刺激增强)时,肌肉中感觉神经元的发放频率也随之增加。[79]基于这一发现,Edgar Adrian 与 Yngve Zotterman 得出结论:电峰的频率,而不是强度,才是神经之间传递信息的基础。

（3）突触后电位

神经系统由大量的神经元构成,这些神经元之间在结构上并没有原生质相连,仅为互相接触,其接触的部位称为突触。[70]突触是神经元之间借以传递信息的部位,主要由突触前膜、突触间隙、突触后膜三部分构成。[69]胞体与胞体、树突与树突以及轴突与轴突之间都有突触形成,但常见的是某神经元的轴突分别与另一神经元的树突间所形成的"轴突－树突"突触以及与另一神经元的胞体间所形成的"轴突－胞体"突触。具体地,神经元轴突经过多次分支后在每一支末端将形成杯状或球状的突触小体,这些突触小体与多个神经元的树突或胞体相接触所形成的突触。

神经元之间信息的传递主要依靠突触传递完成且主要为化学型突触。突触前神经元借助化学信号(神经递质)将信息转送到突触后神经元,即神经递质由突触前膜释放,通过突触间隙扩散到突触后膜并与后膜上的特殊受体结合,进而改变后膜对离子的通透性,使后膜电位发生变化。这一过程产生的电位变化称为突触后膜电位(postsynaptic potential,PSP)。根据膜电位发生去极化或超极化,突触后膜电位又分为兴奋性突触后膜电位(excitatory PSP,EPSP)与抑制性突触后膜电位(inhibitory PSP,IPSP)。当动作电位传至突触前神经末梢时,突触前膜对 Ca^{2+} 通透性增加,使 Ca^{2+} 进入突触小体进而促进突触小泡向前膜移动,有利于递质释放到突触间隙。若突触前膜释放的是兴奋性递质(也称该突触为兴奋性突触),其在与突触后膜受体结合后会提高突触后膜对 Na^+ 离子的通透性,从而使 Na^+ 内流并引起局部去极化,这种局部电位变化称为兴奋性突触后膜电位;若突触前膜释放的是抑制性递质(也称该突触为抑制性突触),其在与突触后膜受体结合后会提高突触后膜对 Cl^- 的通透性,从而使 Cl^- 内流并引起局部超极化,这种局部电位变化称为抑制性突触后膜电位。一个神经元通常有许多突触,其中有些为兴奋性突触,有些为抑制性突触。神经元通过对 EPSP 和 IPSP 进行空间总和(对在神经元不同位置上出现的 EPSP 和 IPSP 进行总和)与时间总和(对每个突触重复发生的突触后电位进行总和)后来决定其产生兴奋或抑制。若兴奋性突触活动总和超过抑制性突触活动总和,且兴奋性突触后电位达到阈电位,便会引起突触后神经元的轴突始段首先爆发动作电位,进而产生扩布性的动作电位,并沿轴突传导,最终传至整个突触后神经元,表现为突触后神经元的兴奋。此时称该神经元为兴奋性神经元;反之则表现为抑制,并称该神经元为抑制性神经元。

3.2 神经元模型

为了更好地观察与分析神经元各种特性,大量学者通过对不同生物神经元结构和功能特性(如树突、轴突、膜电容、漏电导、膜时间常数、反转电位、电压离子通道等)的刻画建立了不同的神经元数学模型,用来描述单个神经元的放电行为,也被称为微观神经计算模型。本节主要介绍两个经典的神经元模型,Hodgkin-Huxley 模型与 Morris-Lecar 模型。

(1)Hodgkin-Huxley 模型

Hodgkin-Huxley 模型(简称为 HH 模型)由 Alan Lloyd Hodgkin 及 Andrew Fielding Huxley 于 1952 年提出,用于研究神经元中动作电位产生与传播的离子机制。他们建立了单个神经元生物物理特征的等效电路(如图 3.3 所示),其中细胞膜的脂质双分子表示为电容(C);电压

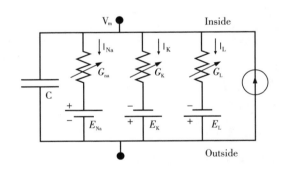

图 3.3 Hodgkin-Huxley 模型的
等效电路示意图

门控型通道表示为非线性电导 g_{Na} 与 g_K(文中主要考虑 Na^+、K^+ 通道);漏离子通道表示为线性电导 G_{NaL}、G_{KL}、G_{ClL}(文中主要考虑 Na^+、K^+、Cl^- 漏通道);此外,E_{Na}、E_K、E_{Cl} 分别表示对应于 Na^+、K^+、Cl^- 的反转电位,由 Nernst 方程刻画:

$$E_{rev} = \frac{RT}{zF} \ln\left(\frac{[A]_o}{[A]_i}\right) 。$$

其中,$[A]_i$ 与 $[A]_o$ 分别表示离子 $A(A \in \{Na^+, K^+, Cl^-\})$ 的细胞内浓度与

细胞外浓度；F 为 Faraday 常数（一般取为 96480C/mol）；R 为气体常数（一般取

为 8.315V・C・K^{-1}・mol$^-$）；T 为温度；常数 $z=\begin{cases} 1, & A \in Na^+, K^+ \\ -1, & A \in Cl^- \end{cases}$ 用来反

映离子的价位。

根据欧姆定律，离子膜电位 V 可表示为

$$C\frac{\mathrm{d}V}{\mathrm{d}t} = I_{ext} - I_{Na} - I_K - I_{Cl},$$

其中

$$I_{Na} = g_{Na}(V - E_{Na}) + G_{NaL}(V - E_{Na}),$$

$$I_K = g_K(V - E_K) + G_{KL}(V - E_K),$$

$$I_{Cl} = G_{ClL}(V - E_{Cl}),$$

$$g_{Na} = G_{Na}m^3 h,$$

$$g_K = G_K n^4。$$

在上式中，I_{Na} 和 I_K 分别为 Na$^+$ 电流和 K$^+$ 电流，I_{Cl} 为 Cl$^-$ 漏电流，I_{ext} 代表外部刺激电流；G_{Na} 和 G_K 分别为 Na$^+$ 通道和 K$^+$ 通道的最大电导；m, n, h 表示门控变量，用于模拟离子通道开放的概率，满足如下方程：

$$\frac{\mathrm{d}m}{\mathrm{d}t} = \alpha_m(1-m) - \beta_m m,$$

$$\frac{\mathrm{d}n}{\mathrm{d}t} = \alpha_n(1-n) - \beta_n n,$$

$$\frac{\mathrm{d}h}{\mathrm{d}t} = \alpha_h(1-h) - \beta_h h。$$

此时，α_i 与 $\beta_i (i=m, n, h)$ 分别表示第 i 个离子通道开放与关闭的速率常数，主要依赖于膜电位 V，具体表示为

$$\alpha_m = \frac{0.32(V+54)}{1 - \exp\left(\frac{-V+54}{4}\right)},$$

$$\beta_m = \frac{0.28(27+V)}{\exp\left(\frac{V+27}{5} - 1\right)},$$

$$\alpha_n = \frac{0.032(52+V)}{1 - \exp\left(\frac{V+52}{5}\right)},$$

$$\beta_n = 0.5\exp\left(\frac{-V+57}{40}\right),$$

$$\alpha_h = 0.128\exp\left(\frac{-V+50}{18}\right),$$

$$\beta_h = \frac{4}{1+\exp\left(\frac{-V+27}{5}\right)}。$$

鉴于 HH 模型的建模思路主要是通过模拟神经元细胞膜的具体电生理学特性，重构其导电通道，达到模拟神经元行为的目的，因此也被称为基于电导的模型（conductance-based model）。

（2）Morris-Lecar 模型

Morris-Lecar 模型（简称为 ML 模型）是 Morris 与 Lecar 于 1981 年通过对北极鹅肌肉纤维进行电压钳实验后提出的一种简化的 HH 模型。在 ML 模型中，离子电流与膜电位的关系仍采用欧姆定律描述，即

$$C\frac{\mathrm{d}V}{\mathrm{d}t} = I_{ext} - g_1(V-E_1) - g_K w(V-E_K) - g_{Ca}m_\infty(v)(V-E_{Ca})。$$

不同于 HH 模型，该模型关注 Ca^{2+} 通道而未再考虑 Cl^- 通道，同时定义

$$m_\infty(v) = \frac{1}{2}\left(1+\tanh\left(\frac{V-v_1}{v_2}\right)\right)$$

为 Ca^{2+} 通道开放概率的稳态值，其中 v_1 为系统参数，v_2 为 $m_\infty(v)$ 斜率的倒数；另外，ML 模型中还引入了一个新的变量——恢复变量 w，满足如下方程：

$$\frac{\mathrm{d}w}{\mathrm{d}t} = \phi\frac{w_\infty(v)-w}{\tau_R(v)},$$

其中，$w_\infty(v)$ 表示 K^+ 通道开放概率的稳态值，$\tau_R(v)$ 为转移速率，ϕ 代表神经元快慢尺度的变化，具体表达式如下：

$$w_\infty(v) = \frac{1}{2}\left(1+\tanh\left(\frac{V-v_3}{v_4}\right)\right),$$

$$\tau_R(v) = \frac{1}{\cosh\frac{V-v_3}{2v_4}}。$$

在上式中，v_3 为系统参数，v_4 为 $w_\infty(v)$ 斜率的倒数。

值得注意的是，在 HH 模型和 ML 模型的基础上，大量改进的单个神经元计算模型被相继提出。如 FitzHugh 和 Nagumo 在 HH 模型的基础上运用消除合

理参数变量的方法,提出了 FHN 神经元数学模型。[80]该模型在有效降低 HH 模型方程维数的同时能够很好地模拟动作电位的发生原理。Hindmarsh 和 Rose 在 FHN 模型的基础上,通过对蜗牛神经元进行电压钳实验提出 Hindmarsh-Rose(HR)神经元模型,并利用该模型对神经元的脉冲、簇放电、混沌行为等进行了解释。[107] Chay 等人在 HH 模型的基础上,考虑三种细胞膜上的三种通道(Na⁺ $-$Ca²⁺ 混合通道、电压依赖型的 K⁺ 通道、Ca²⁺ 依赖型的 K⁺ 通道),并提出了一种新的神经元数学模型 Chay-Keizer 模型。[78]杨雨潼等人以"FHN 模型和 ML 模型"为基础,通过两个神经元的电耦合,构建一个 FHN-ML 模型,并据此对外界刺激和时滞对模型放电模式的影响进行了研究。[106]此外,Ghostburster 模型、Integrate&Fire 模型以及 Pre-Botzingef 神经元模型等也相继被建立。

3.3　神经集群模型

　　尽管微观神经计算模型能够高度真实地模拟大脑神经元的放电行为,但由于在建模过程中需考虑过多的细节特性,从而使得模型十分复杂;此外,建立合理的模型也需要获取非常详尽的生物数据,而通过设计动物实验来获取恰当的生物数据是一个十分漫长且困难的过程。考虑到模型的合理简化对于宏观把握神经系统的整体特性具有重要意义,大量学者开始从宏观角度研究计算模型,即宏观神经计算模型。这类模型考虑功能相似的神经元群体,通过对神经元群体的某种平均特性进行刻画来描述整体放电行为。其中平均特性可以是平均突触后膜电位与平均发放速率,据此构建的宏观计算模型称为神经集群模型;也可以是平均场电位与平均脉冲密度场,据此构建的计算模型称为神经场模型。本书主要聚焦于神经集群模型的研究,接下来重点对神经集群模型的概述与发展以及若干典型神经集群模型的刻画进行系统介绍。

3.3.1　神经集群模型的概述与发展

　　本小节首先对初期神经集群模型的提出与发展进行概述,接下来分别从两个不同角度对神经集群模型的相关改进工作进行综述,最后简单介绍一下近年来引起众多关注并快速发展的耦合神经集群模型。

(1)神经集群模型的提出与发展

1956 年，Beurle 等人首次对神经元群体脉冲的产生进行分析，但分析过程中认为神经元之间只存在兴奋性连接。[3] 1973 年，Wilson 与 Cowan 将神经元之间的抑制性连接考虑在内，并提出了一个真正意义上的神经集群模型。[2] 在此基础上，1974 年，基于生理实验中对大脑节律性放电与丘脑间相关性的研究，Lopes da silver 考虑了丘脑中的两类神经元，即丘脑兴奋性中继神经元与丘脑网状抑制性神经元，并构建了一个用于研究 α 节律产生机制的神经集群模型（简称为"Lopes da silver 模型"）。[48] 1995 年，Jasen 与 Rit 通过对大脑皮层的基本功能单位皮质柱内神经元的连接环路的研究，将 Lopes da silver 模型进一步推广到大脑皮层，即考虑皮层上的三类神经元，即锥体神经元、兴奋性中间神经元、抑制性中间神经元，并构建了一个用以模拟大脑皮层局部放电活动的集群模型（简称为"J&R 模型"）。[4]

(2)神经集群模型的改进

在上述工作的基础上，大量基于不同角度改进的集群模型被相继提出。下面我们主要就基于子群的改进和基于连接的改进两方面进行概述。

① 基于子群的改进。此类工作主要是依据神经生理学的某种新发现，在已有模型的基础上增加与新发现相对应的不同类型的神经元集群，使得改进模型能满足所研究问题的需要。

2002 年，Wendling 为了研究大脑内的高频放电活动，根据抑制性神经递质 GABAA 的作用部位不同（胞体投射型 GABAA 直接作用于细胞体、树突投射型 GABAA 作用于细胞体的近邻树突），将抑制性中间神经元进一步细分为快速和缓慢两种突触动力学的抑制性中间神经元；进而将 J&R 模型中的三个神经集群扩展为四个集群，即锥体神经元集群、兴奋性中间神经元、快速抑制性中间神经元集群、缓慢抑制性中间神经元集群；并利用该模型研究了癫痫放电中快速电活动的产生机制（简称为"Wendling 模型"）。[49]

已有研究表明：大脑的分层结构以及层与层之间的联通性对于研究脑功能至关重要。[108] 根据这一研究结果，2013 年 Wang Peng 等人将 J&R 模型扩展为五个集群：第 4 层的兴奋性中间神经元集群、2/3 上粒层的表层锥体神经元集群、5/6 下粒层的深层锥体神经元集群以及位于上、下粒层的抑制性中间神经元集群。同时根据动物实验发现突触的改变(突触可塑性)是短期习惯性产生的基础,模型进一步采用连接效能对突触可塑性进行刻画,提出了一个用于研究短期习惯性神经机制的皮层局部环路模型(local cortical circuit model,LCCM)。[50]

Babajani 等人采用 Lopes da silver 模型刻画丘脑的放电活动,并结合 J&R 模型提出了一种扩展的神经集群模型——皮层-丘脑模型,用于生成不同类型的事件相关电位(event-related potential,ERP)。[51] 最终实验表明,该扩展模型能生成多种不同类型的 ERP,且该模型与扩展的 Balloon 模型结合能够产生血氧水平依赖(blood oxygen-level dependent (BOLD) signal)信号。

在上述工作的基础上,Amiri 等人考虑了星形胶质细胞在癫痫的发生和传播时所起的作用,将星形胶质细胞加入皮层-丘脑模型,验证了导致神经元超同步性的一个可能原因是星形胶质细胞的功能异常;[109] Cona 等人则不仅在皮层部分扩展为四个集群,而且分别刻画了丘脑中神经元集群的两种放电模式(bursting 与 tonic),并采用所建立的新的皮层-丘脑模型对睡眠节律进行了系统研究。[58]

②基于连接的改进。此类工作主要是依据神经生理实验发现,在已有模型的基础上增加前向或反馈连接,使得改进的模型能解释某些生理现象。

2007 年,Moran 等人考虑抑制性神经集群的自反馈对 γ 频段高频振荡产生的必要性,在 J&R 模型中增加了抑制性自反馈回路,并从线性系统分析的角度研究了模型谱响应与模型参数间的关系,尤其关注了增加的自反馈连接强度与高频段谱响应的关系。[59]

2010 年,为了模拟所记录到的 EEG 中复杂的节律性放电,Ursino 等人在 Wendling 模型中的集群 $GABA_{A, fast}$ 上增加了一个新的抑制性自反馈回路并发现:相比 Wendling 模型,改进模型能够生成多模态的功率谱。同时,在考虑模型间的耦合时,Ursino 等人认为来自其他皮层区域的输入除了影响锥体神经元,还会影响 $GABA_{A, fast}$,而且后者更有利于节律性活动在皮层区域间的传播。[60]

2015 年,Youssofzadeh 等人为了研究集群模型中自反馈连接对于生成 ERP 的意义,分别对 J&R 模型中的三个神经集群增加了对应的自反馈连接,提出了一个全自反馈模型(full-self feedback model,FSM)。同时,通过对单通道事件相关电位的拟合,发现 FSM 能够较好地拟合所获得数据,也就是说该模型能够更准确地抓住和反映 ERP 的细微特征。[62]

2016 年,Kuhlmann 等人基于两种增加抑制性反馈回路的方式对 J&R 模型进行改进,提出了一种新的神经集群模型,用于研究异丙酚对大脑麻醉深度的影响,进而结合临床采集的 15 位异丙酚麻醉患者的脑电数据,采用无迹卡尔曼滤波对所提模型的关键参数进行估计,并据此提出了一种基于模型的异丙酚大脑麻醉状态追踪方法。[61]

③基于耦合的改进。此类工作主要是通过串联、并联等不同的耦合方式将多个神经集群模型联结在一起,用于对某些放特殊电行为进行刻画。

最早的串联模型是 1995 年 Jasen 等人所提出。该模型考虑了两个 J&R 模型的串联,并对模型间的耦合参数进行了分析。[4]此外,通过核磁共振以及功能核磁共振对大脑结构和功能的分析发现:大脑的结构和功能连接都具有小世界特性。

2010 年,Ponten 等人为了研究大脑老化过程中脑结构变化与脑功能变化之间的关系,采用 lopes da silver 模型以及 WS 小世界网络构造机制,建立了一个神经计算脑网络模型,据此模拟了年轻受试者、健康年老受试者、轻度认知障碍患者的 α 脑电节律,进而通过相位滞后指数计算不同电极对之间的相关性,并分析了不同连接通路对正常和异常大脑老化的影响。[64]

2016 年,Kameneva 等人以 Wendling 模型为基础构造了六边形神经集群网络模型,并采用该模型重点研究了临床表现的一类特别现象,即有一类患者的大脑中有明显的病变部位但却表现为健康状态。根据研究结果,文中给出一个假设:健康人的大脑中可能存在病变部位,但这些病变部位的病理性活动很快会被周围健康的大脑组织所抑制。也就是说,大脑有一定的自我调节能力,对一定程度的病变可以实现自我调节。

Zavaglia 等人采用三个 Wendling 模型构造了一种前向并联的集群模型框架。三个模型分别对应产生低频、中频、高频的节律性放电,模型的最终输出为三个集群模型输出的加权和。根据所建立的耦合模型,文中研究了针对简单的动作任务(如手指运动)与意识任务(如工作记忆)时大脑皮层中感兴趣区域的放电活动。[63]

3.3.2 典型的神经集群模型

本小节重点介绍四类典型的神经集群模型,包括 Wilson&Cowan 模型、Liley 模型、J&R 模型、Wendling 模型。

（1）Wilson&Cowan 模型[2]

20 世纪 70 年代，Wilson 和 Cowan 首次提出了真正意义上的神经集群模型（简称为 Wilson&Cowan 模型）。该模型考虑了大脑局部区域上的兴奋性（excitatory）与抑制性（inhibitory）两类神经元，其所对应集群则称之为兴奋性神经元集群（记为 E）与抑制性神经元集群（记为 I）。

令 v_e 与 v_i 分别表示集群 E 与集群 I 的膜电位，为了得到膜电位的动力学方程，文中首先定义了变量 $E(t)/I(t)$，用以刻画时刻 t 集群内兴奋性/抑制性神经元的响应水平。下面以集群 E 为例说明 $E(t)$ 的刻画方式。假定集群 E 内的每个兴奋性神经元具有时长为 r 的绝对不应期，则在该集群内不响应的兴奋性神经元所占比例可表示为

$$\int_{t-r}^{t} E(t')\mathrm{d}t' 。$$

于是，响应的兴奋性神经元所占的比例即为

$$1-\int_{t-r}^{t} E(t')\mathrm{d}t' 。 \tag{3.1}$$

根据（3.1）式，进一步引入集群的响应函数，以刻画一个集群的兴奋性水平。集群的响应函数通常有两种定义方式：

①令集群内神经元放电阈值的分布函数为 $D(\theta)$，假设集群所有神经元接收相同的兴奋性和抑制性输入，即平均意义下每个神经元拥有相同的兴奋性水平 $x(t)$，则集群的响应函数可定义为

$$S(x) = \int_{0}^{x(t)} D(\theta)\mathrm{d}\theta 。 \tag{3.2}$$

显然，$S(x)$ 是关于 $x(t)$ 的单调递增函数。特别地，当 $D(\theta)$ 服从钟形分布时，响应函数为 sigmoid 函数；当 $D(\theta)$ 服从 n 重模态分布时，$S(x)$ 通常可以表示为 n 个 sigmoid 函数加权和的形式。

②令集群内突触数目的分布函数为 $C(w)$，并令 $x(t)$ 为每个突触的平均兴奋性水平。假设集群中每个神经元拥有相同的放电阈值 θ，则对于所有神经元，至少有 $\theta/x(t)$ 个突触能够接收到足够的兴奋性刺激。于是，集群的响应函数可定义为

$$S(x) = \int_{\theta/x(t)}^{\infty} C(w)\mathrm{d}w 。$$

从上述定义可以看出，群的响应函数往往被定义为集群兴奋性水平的函数，

其中兴奋性水平由单位时间集群内能接收到兴奋性刺激的神经元所占的比例来刻画。由于只有这些神经元才可能产生脉冲发放,因此可以说,集群的响应函数也是一种用以确定集群发放速率的函数。基于上述概念,接下来具体描述兴奋性 $E(t)$ 的数学表达。假设每个神经元接收的输入包括来自其他神经元的兴奋性输入、抑制性输入以及外部输入 $P(t)$。令 c_1,c_2 为兴奋性神经集群中每个神经元拥有的平均兴奋性突触与抑制性突触的数目,则在时刻 t,每一神经元获得的平均兴奋性水平为

$$\int_{-\infty}^{t} \alpha(t-t')[c_1 E(t') - c_2 I(t') + P(t')] \mathrm{d}t', \tag{3.3}$$

其中 $\alpha(\cdot)$ 为延迟效应。

结合 $(3.1)-(3.2)$,集群 E 的发放水平可定义为

$$E(t+\tau) = \left[1 - \int_{t-\tau}^{t} E(t')\mathrm{d}t'\right] S_e\left(\int_{-\infty}^{t} \alpha(t-t')[c_1 E(t') - c_2 I(t') + P(t')]\mathrm{d}t'\right),$$

即发放兴奋性神经元所占比例 $\left[1 - \int_{t-\tau}^{t} E(t')\mathrm{d}t'\right]$ 与每一兴奋性神经元发放速率 $S_e\left(\int_{-\infty}^{t} \alpha(t-t')[c_1 E(t') - c_2 I(t') + P(t')]\mathrm{d}t'\right)$ 的乘积。

同理,可定义集群 I 的发放水平为

$$I(t+\tau) = \left[1 - \int_{t-\tau}^{t} I(t')\mathrm{d}t'\right] S_i\left(\int_{-\infty}^{t} \alpha(t-t')[c_3 E(t') - c_4 I(t') + Q(t')]\mathrm{d}t'\right),$$

即发放抑制性神经元所占比例 $\left[1 - \int_{t-\tau}^{t} I(t')\mathrm{d}t'\right]$ 与每一兴奋性神经元发放速率 $S_e\left(\int_{t-\tau}^{t} \alpha(t-t')[c_1 E(t') - c_2 I(t') + P(t')]\mathrm{d}t'\right)$ 的乘积。其中,c_3,c_4 为抑制性神经集群中每个神经元拥有的平均兴奋性突触与抑制性突触的数目,$Q(t)$ 为抑制性神经集群的外部输入。

当一个神经元被刺激响应后,其所产生的脉冲将沿着轴突到达与下一个神经元的轴突—突触连接,并形成突触后膜电位 $v_e(t)/v_i(t)$。为了给出其完整的数学刻画,Wilson 等人进一步定义了脉冲响应函数,即

$$h_e(t) = Aat\exp(-at),$$

$$h_i(t) = Bbt\exp(-bt),$$

其中,A,B 分别代表兴奋性与抑制性突触的突触增益,a,b 分别代表兴奋性

与抑制性突触的突触膜时间常数。在此基础上,脉冲序列刺激下所产生的突触后膜电位被定义为脉冲速率与脉冲响应函数的卷积。以兴奋性神经集群 E 为例,其兴奋性突触后膜电位可表示为其接收的兴奋性发放水平与脉冲响应函数 $h_e(t)$ 的卷积刻画,即

$$\int_0^t \left[c_1' E(t-\tau) + P(t-\tau) \right] h_e(\tau) \mathrm{d}t,$$

其中,c_1' 代表兴奋性神经集群拥有的平均兴奋性突触数目,$P(t)$ 为兴奋性集群的外部输入。同理,抑制性突触后膜电位由接收的抑制性发放水平与脉冲响应函数 $h_i(t)$ 的卷积刻画,即

$$\int_0^t c_2' I(t-\tau) h_i(\tau) \mathrm{d}t,$$

其中,c_2' 代表兴奋性神经集群拥有的平均抑制性突触数目。

进一步,假定突触后电位的空间累积为线性累计,则最终兴奋性神经集群的突触后膜电位定义为

$$v_e(t) = \int_0^t \left[c_1' E(t-\tau) + P(t-\tau) \right] h_e(\tau) \mathrm{d}\tau - \int_0^t c_2' I(t-\tau) h_i(\tau) \mathrm{d}\tau,$$

即接收的兴奋性突触后膜电位与抑制性突触后膜电位的简单线性叠加。同理,抑制性神经集群的突触后膜电位定义为

$$v_i(t) = \int_0^t \left[c_3' E(t-\tau) + Q(t-\tau) \right] h_e(\tau) \mathrm{d}\tau - \int_0^t c_4' I(t-\tau) h_i(\tau) \mathrm{d}\tau,$$

其中,c_3',c_4' 代表抑制性神经集群拥有的平均兴奋性与抑制性突触数目。

总体来说,在 Wilson&Cowan 模型的建模过程中,突触后膜电位的刻画主要依赖于两个函数:集群响应函数(用以确定集群发放速率)与脉冲响应函数(用以确定集群的膜电位)。这一建模方式得到了后续研究者的广泛认可,在其基础上,大量神经集群模型被相继提出。

(2)Liley 模型[6]

2002 年,Liley 等人采用与 Wilson&Cowan 模型相似的建模方式,提出了一种用于探索哺乳动物大脑电活动中 α 节律产生机制的神经集群模型(简称为 Liley 模型)。Liley 模型包含两类神经元集群,即兴奋性神经集群 E 与抑制性神经集群 I。两类集群间存在相互作用(由连接强度 N_{ie} 与 N_{ei} 表示),且每个集群内部存在自反馈作用(由连接强度 N_{ee} 与 N_{ii} 表示)。此外,模型还包含来自丘脑的

兴奋性外部输入,分别作用于集群 E 与集群 I(由 p_{ee} 与 p_{ei} 表示)。Liley 模型的拓扑结构(如图 3.4 所示),其数学建模过程主要从三个方面来刻画。

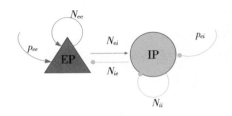

图 3.4 Liley 模型的拓扑结构

①突触后膜电位的数学刻画。突触后膜电位 I 通过脉冲响应函数 $h(t)$ 与集群输入的卷积得到,此时集群输入是指沿轴突传入的兴奋性与抑制性脉冲,采用脉冲速率 $m(t)$ 刻画。具体地,

$$I(t) = h(t) \otimes m(t) = \int_0^t h(t')m(t-t')\mathrm{d}t', \tag{3.4}$$

其中

$$h(t) = \Gamma\gamma t\mathrm{e}^{1-\varkappa} \, (t \geqslant 0), \tag{3.5}$$

其中,Γ 代表出突触后膜电位的最大幅值,γ 表示突触后膜电位的指数衰减时间尺度。

定义 Laplace 算子 $L = \left(\dfrac{1}{\gamma}\dfrac{\mathrm{d}}{\mathrm{d}t} + 1\right)^2$,则公式(3.4)可表示为

$$\left(\frac{1}{\gamma}\frac{\mathrm{d}}{\mathrm{d}t} + 1\right)^2 I(t) = \frac{\mathrm{e}\Gamma}{\gamma}m(t)。$$

进一步可将公式(3.4)转化为如下二阶微分方程进行求解

$$\ddot{I}(t) = -2\gamma\dot{I}(t) - \gamma^2 I(t) + \Gamma\gamma\mathrm{e} \cdot m(t)。 \tag{3.6}$$

注:当突触前只有某一位置出现一个动作电位时,$m(t)$ 可由 δ 函数刻画,此时突触后膜电位简化为 $I(t) = h(t)$。反过来说,$h(t)$ 可看作是单个峰电位刺激下的突触后膜电位。在这一情形下,公式(3.4)中的卷积过程就可类似地看作是峰电位序列刺激下膜电位的加权和,并将其作为最终得到的突触膜电位。

②平均脉冲发放速率的数学刻画。平均脉冲发放速率 $m(t)$ 由 sigmoid 函数 $S(\cdot)$ 作用于胞体膜电位后得到,即

$$m(t) = S(v(t)) = \frac{Q_{\max}}{1 + \mathrm{e}^{-\sqrt{2}(v(t)-v_0)/\sigma}} \tag{3.7}$$

公式(3.7)中,$Q_{\max}$ 为集群的最大发放速率,v 为胞体膜电位,v_0 为发放阈值,σ 为 sigmoid 函数的梯度。需要强调的是,只有当胞体膜电位大于阈值电位时,神经元才能产生动作电位并向外传播。

③胞体膜电位的数学刻画。采用突触后膜电位的加权和刻画胞体膜电位 v (t)，满足如下方程：

$$\tau \dot{v}(t) = (v^r - v(t)) + \sum \psi(v(t)) I(t)。 \tag{3.8}$$

其中 $\psi(v(t))$ 表示权重，表达式为

$$\psi(v(t)) = \frac{\left[v^q - v(t)\right]}{|v^q - v^r|}。 \tag{3.9}$$

在式(3.9)中，v^r 表示静息电位，v^q 表示反转电位。

Liley 模型中电活动的传递过程如图 3.5 所示。其中红色实线代表集群内部自反馈作用的回路，绿色虚线代表集群间相互作用的回路。在每一个回路中，首先突触后膜电位 I 可由胞体膜电位 v 经过公式(3.4)获得，这一过程主要由两个计算模块共同完成，即"胞体膜电位-发放率"模块(记为 S，完成胞体膜电位 v (t)由公式(3.7)向发放速率 $m(t)$ 的转化)以及"发放率-突触后膜电位"模块(记为 h，完成发放速率 $m(t)$ 由公式(3.5)向突触后膜电位 I 的转化)；其次，突触后膜电位 I 根据公式(3.8)—(3.9)再进一步转化为胞体膜电位 $v(t)$。

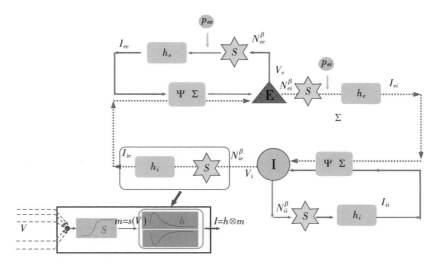

图 3.5　Liley 模型电活动的传递过程

Liley 模型的完整数学表达见公式(3.10)，模型最终输出为兴奋性神经集群 E 的胞体膜电位 $v_e(t)$。

$$\tau_e \dot{v}_e(t) = v_e^{rest} - v_e(t) + \psi_{ee}(v_e(x,t)) I_{ee}(t) + \psi_{ie}(v_e(t)) I_{ie}(t)，$$

$$\tau_i \dot{v}_i(t) = v_i^{rest} - v_i(t) + \psi_{ei}(v_i(t))I_{ei}(t) + \psi_{ii}(v_i(t))I_{ii}(t),$$

$$\ddot{I}_{ee}(t) = -2\gamma_e I_{ee}(t) - \gamma_e^2 I_{ee}(t) + \Gamma_e \gamma_e e(N_{ee}^\beta S(v_e(t) + p_{ee}(t)))$$

$$\ddot{I}_{ei}(t) = -2\gamma_e I_{ei}(t) - \gamma_e^2 I_{ei}(t) + \Gamma_e \gamma_e e(N_{ei}^\beta S(v_e(t) + p_{ei}(t))),$$

$$\ddot{I}_{ie}(t) = -2\gamma_i I_{ie}(t) - \gamma_i^2 I_{ie}(t) + \Gamma_i \gamma_i e(N_{ie}^\beta S(v_i(t))),$$

$$\ddot{I}_{ii}(t) = -2\gamma_i \dot{I}_{ii}(t) - \gamma_i^2 I_{ii}(t) + \Gamma_i \gamma_i e(N_{ii}^\beta S(v_i(t))),$$

$$\psi_{lk}(v_k(t)) = \frac{\left[v_{lk}^{eq} - v_k(t)\right]}{|v_u^{eq} - v_t^r|}, k = e, i; l = e, i \text{。} \tag{3.10}$$

(3) Jansen&Rit 模型

为了探索视觉诱发电位(visual evoked potentials, VEP)的产生, Jansen 与 Rit 在 Wilson&Cowan 模型的基础上进一步考虑了大脑皮层的一类主要投射神经元——锥体神经元, 并据此提出了一个新的神经集群模型(简称为 J&R 模型)。该模型共包含三个集群:锥体神经元集群(记为 PY)、兴奋性中间神经元集群(记为 E)、抑制性中间神经元集群(记为 I)。集群 PY 通过前向通路接收来自集群 E 与集群 I 的输入, 同时其输出又通过反馈回路进一步影响集群 E 与集群 I (如图 3.6(a)所示)。每个集群的电活动由突触后膜电位表示, 同样由两个函数刻画:脉冲响应函数与集群响应函数。

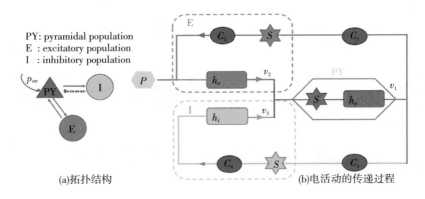

图 3.6　J&R 模型的拓扑结构与电活动传导过程

记 $h_j(t)$ 表示集群 $j(j = py, e, i)$ 的脉冲响应函数, 定义为

$$h_{py}(t) = h_e(t) = \begin{cases} Aate^{-at}, & t \geqslant 0, \\ 0, & t < 0, \end{cases} \tag{3.11}$$

以及

$$h_i(t) = \begin{cases} Bbt e^{-bt}, & t \geqslant 0, \\ 0, & t < 0. \end{cases} \tag{3.12}$$

其中，A 与 B 分别代表兴奋性与抑制性突触后膜电位的最大幅值，a 与 b 为兴奋性与抑制性神经元集群的平均膜时间常数。

记 $S_j(v)$ 表示集群 $j(j=py,e,i)$ 的响应函数，定义为

$$S_j(v) = \begin{cases} S_{j,0}\, e^{-\gamma(v-v_0)}, & v \leqslant v_0, \\ S_{j,0}(2 - e^{-\gamma(v-v_0)}), & v \geqslant v_0. \end{cases}$$

其中，$S_{j,0}$ 为集群 j 的最大发放速率，v_0 为阈值电位，γ 为响应函数的"陡度"。

于是，每个集群的突触后膜电位可表示为

$$v(t) = \Gamma\gamma m(t) - 2\gamma v(t) - \gamma^2 v(t). \tag{3.13}$$

综上，J&R 模型的完整数学表达可见公式(3.14)，其中 $v_1(t)$, $v_2(t)$, $v_3(t)$ 分别对应于集群 PY、集群 E、集群 I 的突触后膜电位；C_1, C_2 代表从集群 PY 到集群 E 的反馈突触连接，C_3, C_4 代表从集群 PY 到集群 I 的反馈突触连接；$P(t) = p_1(t) + p_2(t)$ 为模型的外部输入，其中 $p_1(t)$ 代表来自大脑皮层其他区域以及大脑其他结构的影响(通常采用高斯白噪声来模拟)，$p_2(t)$ 为模拟闪光诱发电位的产生而额外加入的刺激。

模型的最终输出为兴奋与抑制电位的净效应 $v_2(t) - v_3(t)$。

$$\ddot{v}_1(t) = Aa S_{py}[v_2(t) - v_3(t)] - 2a\dot{v}_1(t) - a^2 v_1(t),$$
$$\ddot{v}_2(t) = Aa P(t) + C_2 S_e[C_1 v_1(t)] - 2a\dot{v}_2(t) - a^2 v_2(t), \tag{3.14}$$
$$\ddot{v}_3(t) = Bb C_4 S_i[C_3 v_1(t)] - 2b\dot{v}_3(t) - b^2 v_3(t).$$

(4) Wendling 模型

1996 年，Miles 等人通过一系列动物实验发现：海马 CA1 区的锥体神经元存在着两种类型的伽马氨基酸 A 型受体(GABAA)突触响应，即胞体投射型与树突投射型(如图 3.7 所示)。其中，前者作用于细胞体附近，通过胞体突触调节神经元活动，进而产生快速上升与衰减的抑制性突触后电流；后者作用于树突附近，通过树突突触调节神经元活动。由于这种类型的调节需要一段时间才能到达神经胞体，因此产生缓慢上升与衰减的抑制性突触后电流。在上述工作的基础上，2000 年，White 等人进一步指出两种不同类型的抑制性中间神经元能够产

生两种不同的突触后电流，并将其分别称为"$GABA_{A,fast}$中间神经元"与"$GABA_{A,slow}$中间神经元"，并且指出：$GABA_{A,fast}$中间神经元对于海马区γ节律性放电起着至关重要的作用。[73]同年，Bank等人对这两种类型神经元间的相互作用进行了研究，并指出：$GABA_{A,slow}$神经元不仅对锥体神经元起着抑制作用，同时还对$GABA_{A,fast}$神经元的活动有抑制作用。

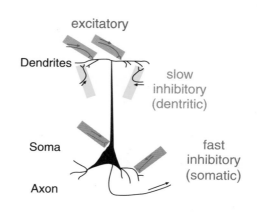

图 3.7　胞体投射型突触与树突投射型突触

　　基于上述发现，Wendling等人在2002年提出了一种新的神经集群模型，用于研究高频放电的产生。[49]该模型在J&R模型的基础上，将抑制性中间神经元集群进一步分解为$GABA_{A,fast}$中间神经元集群与$GABA_{A,slow}$中间神经元集群。为了方便起见，我们称该模型为Wendling模型。图3.8(a)描述了Wendling模型的拓扑结构，该模型共包含四个神经元集群：锥体神经元集群PY、兴奋性中间神经元集群E、树突抑制性中间神经元集群(记为I1)以及胞体抑制性中间神经元集群(记为I2)。其中集群PY接收来自集群E、集群I1与集群I2的突触后膜电位，同时将整合后的信号传递给集群E、集群I1与集群I2；集群I2不仅接收来自集群PY的突触后膜电位，也同时接收来自集群I1的电活动。Wendling模型电活动的传递过程(如图3.8(b)所示)。

　　与J&R模型类似，Wendling模型中的脉冲响应函数与突触后膜电位分别定义为

$$h_{py}(t)=h_e(t)=Aate^{-at}, t\geqslant 0, \tag{3.15}$$

$$h_i(t)=Bbte^{-bt}, t\geqslant 0, \tag{3.16}$$

$$h_f(t)=Ggte^{-}, t\geqslant 0。 \tag{3.17}$$

以及

$$\ddot{v}(t)=\Gamma\gamma m(t)-2\gamma\dot{v}(t)-\gamma^2 v(t)。 \tag{3.18}$$

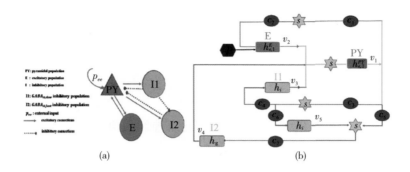

图 3.8　Wendling 模型的拓扑结构及其电活动的传递过程

其中,h_{py},h_e,h_i,h_f 分别表示集群 PY 兴奋响应、集群 E 兴奋响应、缓慢抑制响应、快速抑制响应;A,B,G 代表不同集群的突触增益;a,b,g 为时间常数的集总表示;在式(3.18)中,$\Gamma \in \{A, B, G\}$,$\gamma \in \{a, b, g\}$。

不同于 J&R 模型,Wendling 模型中的集群响应函数 $S(v)$ 采用 sigmoid 函数定义,即

$$S(v(t)) = \frac{2e_0}{1 + e^{r(v_0 - v(t))}} \text{。} \tag{3.19}$$

其中,e_0 为最大发放速率值,v_0 为发放阈值,r 为 $S(v)$ 的陡度。

综上,Wendling 模型的完整数学表达可见公式(3.20)。其中,$v_1(t)$,$v_2(t)$,$v_3(t)$,$v_4(t)$ 分别对应于集群 PY、集群 E、集群 I1、集群 I2 的突触后膜电位;C_1,C_2 代表从集群 PY 到集群 E 的反馈突触连接,C_3,C_4 代表从集群 PY 到集群 I1 的反馈突触连接,C_5 代表从集群 I1 到集群 I2 的突触连接,C_6,C_7 表示从集群 PY 到集群 I2 的反馈突触连接;$p(t)$ 为模型的外部输入,通常采用高斯白噪声来模拟。

模型的最终输出为兴奋与抑制电位的净效应 $v_2(t) - v_3(t) - v_4(t)$。

$$\ddot{v}_1(t) = AaS(v_2(t) - v_3(t) - v_4(t)) - 2a\dot{v}_1(t) - a^2 v_1(t),$$

$$\ddot{v}_2(t) = Aap(t) - C_2 S(C_1 v_1(t)) - 2a\dot{v}_2(t) - a^2 v_2(t),$$

$$\ddot{v}_3(t) = BbC_4 S(C_3 v_1(t)) - 2b\dot{v}_3(t) - b^2 v_3(t),$$

$$\ddot{v}_4(t) = C_7 S(C_5 v_1(t) - C_6 v_5(t)) - 2g\dot{v}_4(t) - g^2 v_4(t),$$

$$\ddot{v}_5(t) = BbS(C_3 v_1(t)) - 2b\dot{v}_5(t) - b^2 v_5(t),$$

$$S(v) = 2e_0 / [1 + e^{r(v_0 - v)}]。 \tag{3.20}$$

3.4　本章小结

　　本章主要对神经元及其结构与神经元的放电原理，神经计算模型的基本概念及建模思想进行系统介绍。首先简单阐述了神经元的基本结构，并分别从动作电位、脉冲发放速率以及突触后膜电位等方面介绍了神经元的放电原理；其次，分别从微观与宏观两个角度对神经计算模型进行了系统综述。在微观神经计算模型方面，重点介绍了两个典型的神经元模型，即 Hodgkin-Huxley 模型与 Morris-Lecar 模型；在宏观神经计算模型方面，以神经集群模型为关注点，简单回顾了神经集群模型的概述与发展，并重点介绍了四类典型的神经集群模型，即 Wilson&Cowan 模型、Liley 模型、J&R 模型以及 Wendling 模型。

第4章

数据驱动的癫痫辅助诊断方法

　　基于 EEG 数据完成癫痫性发作的自动检测,本质上是一个模式识别问题。其基本步骤如图 4.1 所示,首先对获取的 EEG 数据进行去噪、平衡等预处理;其次从预处理后的 EEG 中提取恰当的脑电特征,即所提取的特征能有效地区分癫痫发作脑电与未发作脑电;最后将所提特征作为某一分类器的输入向量,训练该分类器完成癫痫发作脑电与未发作脑电的分类。在上述过程中,如何提取有效的脑电特征是完成自动检测任务的关键所在。

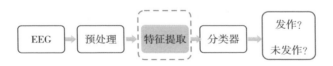

图 4.1　癫痫发作的自动检测流程图

　　近年来,基于人们对脑科学研究的不断探索,越来越多的研究者从非线性动力学角度出发设计癫痫脑电特征提取方法。此类方法将大脑视为一个非线性动力学系统,通过从不同角度刻画系统的非线性动力特征,以挖掘癫痫发作与未发作时患者 EEG 上所表现的差异性。本章分别从非线性相互依赖性、非线性相似性、非线性复杂性三个方面介绍三种癫痫脑电特征提取方法,并在此基础上结合恰当分类器提出三种癫痫发作自动检测方法。

4.1 癫痫脑电特征提取方法

4.1.1 基于非线性相互依赖性的癫痫脑电特征提取方法

癫痫性发作的电生理机制为大脑神经元异常超同步放电。这种同步性反映在脑电信号中，可直观表现为信号中相邻两点的依赖性降低。基于此，我们借助 Poincare 散点图，设计了一种能够反映脑电信号非线性相互依赖性的脑电特征提取方法——基于延迟-Poincare 散点图的脑电特征(lagged-Poincare based feature，LPBF)。首先，对于给定的 EEG 信号，计算并画出一组延迟为 T 的 Poincare 散点图；其次，对于每一散点图，定义两种新的度量指标，即散度及分布一致性，并将其作为所提取的 EEG 特征。所提出的 LPBF 方法不仅从直观上描述了不同状态下脑电信号的动力学特性，而且对它们之间的差异性进行了具体的定量刻画。

1. 延迟-Poincare 散点图

Poincare 散点图又称为回归图、Lorenz 散点图等，是非线性动力学研究中一种常用的分析方法。已有研究表明：Poincare 散点图作为信号或时间序列在相空间上的几何表示，能够用来分析系统在不同状态下的行为表现随时间的变化情况。

给定时间序列 $\{x(t): t = 1, 2, \cdots, N\}$，Poincare 散点图是由 $N-1$ 个有序数对

$$P_t = \{(x(t), x(t+1)): t = 1, 2, \cdots, N-1\}$$

构成的二维散点图，其中每个有序数对是该时间序列中的两个相邻点。图 4.2 (a)和 4.2(b)分别表示一个正常脑电信号和一个癫痫脑电信号的 Poincare 散点图。从图中可以明显看出，相比于正常脑电，癫痫脑电的 Poincare 散点图中所有点的分散性更强。这一直观事实符合神经生理学的基本原理。这是由于癫痫发作时，大脑神经细胞群超同步放电，这种同步性使得脑电信号中相邻两点的依赖性降低。为了更好地刻画这种依赖性，进一步考虑延迟-Poincare 散点图，即由 $N-T$ 个有序数对

$$\{(x(t), x(t+T)): t = 1, 2, \cdots, N-T\}$$

构成的二维散点图，其中 $T \in \mathbf{Z}^+$ 为延迟常数。图 4.3(a)和图 4.3(b)分别表示一

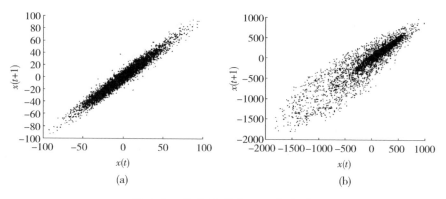

图 4.2　传统的 Poincare 散点图

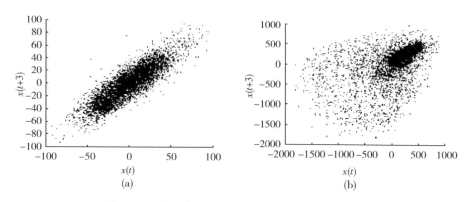

图 4.3　延迟为 3 的 Poincare 散点图（$T=3$）

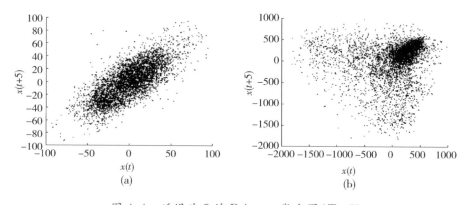

图 4.4　延迟为 5 的 Poincare 散点图（$T=5$）

个正常脑电和一个癫痫脑电(与图 4.2 中脑电信号一致)的延迟为 3 的 Poincare 散点图,图 4.4(a)和图 4.4(b)分别表示延迟为 5 的 Poincare 散点图。从图 4.3 和 4.4 中可以明显看出,当延迟 T 越大时,对应 Poincare 散点图中的点越为分散;同时,当延迟 T 越大时,正常 EEG 与癫痫 EEG 对应的 Poincare 散点图间的差异性也越大。

2. 基于延迟-Poincare 散点图的脑电特征提取方法

给定一组脑电信号 $X = \{X_1, X_2, \cdots, X_\Gamma\}$,其中 Γ 表示脑电信号的总数目。对于第 i 个脑电信号 $X_i = \{x_i(t)\}_{t=1}^{N_i}$,定义一个新的序列

$$X_i' = \{x_i'(t) : t = 1, 2, \cdots, N_i\},$$

其中,$x_i'(t) = x_i(t) - \overline{X}_i$,$\overline{X}_i = \dfrac{1}{N_i} \sum_{t=1}^{N_i} x_i(t)$ 为 X_i 的均值。显然,X_i' 是 X_i 中心化后的均值为零的脑电信号。

对于序列 X_i',令延迟常数为 T,则计算可得一个有序数对集合

$$LP_i(t) = \{(x_i'(t), x_i'(t+T)) : t = 1, 2, \cdots, N-T\}。 \tag{4.1}$$

为方便起见,我们将集合 $LP_i(t)$ 所对应的 Poincare 散点图记为"$LP_i(t)$-plot"。令 $T = 1, 2, \cdots, T_{max}$,于是可得一组延迟-Poincare 散点图。

下面,我们引入两种新的关于延迟-Poincare 散点图的度量方式。

(1)散度

对于每个点集 $LP_i(t)$,首先采用最小二乘线性回归方法求其所对应的回归函数,我们称之为 $LP_i(t)$-plot 的长轴(long-axis,LA),记为

$$(LA): y = a_i(t) \cdot x + b_i(t), \tag{4.2}$$

其中,$a_i(t)$,$b_i(t)$ 分别表示求得的线性回归函数的斜率和截距,均与参数 T 相关。在此基础上,进一步定义 $LP_i(T)$-plot 的短轴(short-axis,SA)为

$$(SA): y = \dfrac{-1}{a_i(t)} \cdot x + b_i(t)。 \tag{4.3}$$

可以看出,SA 为 LA 的垂线且与其截距相同。

其次,分别定义 $LP_i(t)$-plot 的长度:

$$l_i(t) = \frac{1}{N_i - T} \sum_{t=1}^{N_i - T} d_i^l(t),$$

其中

$$d_i^l(t) = \frac{|-1/a_i(t) \cdot x_i'(t) + x_i'(t+T) - b_i(t)|}{\sqrt{1+1/a_i^2(t)}}。$$

以及 $LP_i(t)$-plot 的宽度：

$$w_i(t) = \frac{1}{N_i - T}\sum_{t=1}^{N_i - T} d_i^w(t),$$

其中

$$d_i^w(t) = \frac{|a_i(t) \cdot x_i'(t) - x_i'(t+T) + b_i(t)|}{\sqrt{1+a_i^2(T)}}。$$

由上式可以看出，长度 $l_i(t)$ 和宽度 $w_i(t)$ 分别为散点图中所有点到其短轴和长轴的平均距离。

最后，我们将 $LP_i(t)$-plot 的散度定义为其长度与宽度之比，即

$$sd_i(T) = \frac{l_i(T)}{w_i(T)}。 \tag{4.4}$$

显然，散度主要是针对图中所有点分布的集中程度的一种定量刻画。

（2）分布一致性

除了散度之外，散点图中所有点分布的均匀程度也是一个重要指标。为此，我们定义 $LP_i(t)$-plot 的分布一致性为

$$du_i(t) = \frac{1}{N_i - T}\sum_{t=1}^{N_i - T} \sqrt{(x_i''(t))^2 + (x_i''(t+T))^2}, \tag{4.5}$$

其中

$$x_i''(t) = \frac{x_i'(t)}{\|x\|_2}, \quad \|x\|_2 = \sqrt{\sum_{t=1}^{N_i - T} x'(t)^2}。$$

由上述定义可以看出，$du_i(t)$ 度量的是所有样本点与其重心间的偏离程度。集中分布在重心周围的样本点越多，则 du 值越小，也就说明点的分布的一致性（或均匀程度）越低。

在上述所定义的散度与分布一致性的基础上，基于延迟-Poincare 散点图的特征提取方法（LPBF）可概括为如下算法 4.1。

算法 4.1（LPBF 特征提取方法）

给定脑电信号 $X = \{X_1, X_2, \cdots, X_\Gamma\}$，时间延迟常数的最大值 $T_{\max}$。

步骤 1：

For $i=1:\Gamma$,

For $T=1:T_{\max}$,

a)根据公式(4.1)计算点集 $LP_i(T)$;

b)根据公式(4.4)计算散度 $sd_i(T)$;

c)根据公式(4.5)计算分布一致性 $du_i(T)$。

end

end

步骤 2:令

$$SD=(SD_1,SD_2,\cdots,SD_\Gamma)^\mathrm{T},$$

其中 $SD_i=(sd_i(1),\cdots,sd_i(T_{\max}))^\mathrm{T}$;

$$DU=(DU_1,DU_2,\cdots,DU_\Gamma)^\mathrm{T},$$

其中 $DU_i=(du_i(1),\cdots,du_i(T_{\max}))$。

步骤 3:基于延迟-Poincare 散点图的脑电特征最终表示为

$$F_{\mathrm{LPBF}}=(SD,DU)_{\Gamma\times 2T_{\max}}。$$

注:通过比较图 4.2 与图 4.3 中正常 EEG 与癫痫 EEG 的延迟-Poincare 散点图,可以明显看出它们之间的差异性。如何定量刻画这一差异性,是本章设计新的特征提取方法的关键所在。所定义的两种新的度量散度(SD)及分布一致性(DU),正是对上述差异性的定量化描述。显然,SD 值越小,散点图中点的分散程度越强;DU 值越小,散点图中点的分布一致性越弱(分布越不均匀),对应脑电信号的变化更为剧烈,为癫痫发作脑电。

4.1.2 基于非线性相似性的癫痫脑电特征提取方法

基于非线性相似性脑电特征提取方法的核心思想是进行模板匹配,即首先选取一个脑电模板(以模板选取为未发作脑电为例),那么对于任意一个脑电片段,当其与模板的匹配度较高(相似性较大)时,可认为该片段具有较高概率为未发作脑电;否则,可判断其大概率为发作脑电。

基于此,本章首先以马氏距离作为相似性的度量方式,设计了一种新的基于马氏相似性的脑电特征提取方法;其次,采用样本熵来刻画脑电信号的复杂性;最后,将二者进行融合,提出了一个融合脑电特征提取方法,以提高检测性能。

1. 马氏距离

1936 年，P. C. Mahalanobis 从统计学角度出发定义了一种新的距离度量，即马氏距离（或称为二次距离（quadratic distance））。定义中考虑了随机变量的标准差以及随机变量间的相关性。具体地，给定两个随机变量 ξ 和 η，它们之间的马氏距离可定义为

$$d(\xi,\eta) = \sqrt{(\xi-\eta)^{\mathrm{T}} B^{-1} (\xi-\eta)},$$

其中

$$B = \begin{pmatrix} \sigma_{\xi}^2 & \sigma_{\xi\eta} \\ \sigma_{\eta\xi} & \sigma_{\eta}^2 \end{pmatrix}$$

为 ξ 和 η 的方差-协方差阵，σ_{ξ}^2 与 σ_{η}^2 分别表示 ξ 和 η 的方差，$\sigma_{\xi\eta} = \sigma_{\eta\xi}$ 表示 ξ 和 η 之间的协方差。

进一步，马氏距离还可以度量两组随机变量间的分离性。给定两组随机变量 X 和 Y，其中所包含的随机变量个数相同。令 $\overline{x}$ 和 $\overline{y}$ 分别表示 X 和 Y 的均值向量，则 X 和 Y 间的马氏距离可定义为

$$d_M(X,Y) = \sqrt{(\overline{x}-\overline{y})^{\mathrm{T}} C^{-1} (\overline{x}-\overline{y})}, \tag{4.6}$$

其中 C 表示 X 和 Y 的协方差阵。要注意的是，X 和 Y 中包含的随机变量的个数必须相等，但随机变量的维数可以不必相等。由马氏距离定义可以看出，当随机变量间不相关且标准差相等时，马氏距离就退化为欧式距离。

2. 样本熵

2000 年，Richman 和 Moremann 提出了一种新的度量时间序列复杂性或无规律性的指标，即样本熵（sample entropy，SampEn）。作为近似熵的一种改进，样本熵克服了近似熵计算中自相似性的比较以及对数据长度的依赖。由于在癫痫发作时，大量神经细胞群超同步节律性放电，脑电信号变得更有规律性，复杂性降低使得样本熵能够作为一种脑电特征用于癫痫性发作的自动检测。样本熵的计算过程总结为如下算法 4.2。

算法 4.2(SampEn 算法)

给定 N 个数据点 $x(1), x(2), \cdots, x(N)$。

步骤 1：定义一个向量序列（或者称其为模板），

$$X_i^m = (x(i), x(i+1), \cdots, x(i+m-1))^{\mathrm{T}},$$

$$i=1,2,\cdots,N-m+1,$$

其中 m 为常值参数。

步骤2:定义两向量 X_i^m 和 X_j^m 间的距离 d_{ij}^m 为

$$d_{ij}^m=d(X_i^m,X_j^m)=\max_{0\leqslant k\leqslant m-1}|x(i+k)-x(j+k)|。$$

步骤3:定义向量 X_i^m 的相似度。根据 Heaviside 函数,可得

$$\theta(r-d_{ij}^m)=\begin{cases}0, & d_{ij}^m>r,\\ 1, & d_{ij}^m\leqslant r。\end{cases}$$

其中 r 称为比较阈值,取值为 $r=g*SD$,SD 为给定数据点的样本标准差,通常选取 $g\in[0.1,0.25]$。

若 $\theta(r-d_{ij}^m)=1$,即向量 X_i^m 和 X_j^m 间的距离小于比较阈值时,则认为向量 X_i^m 和 X_j^m 相似。对于给定的向量 X_i^m,记 $\omega(i)$ 为与 X_i^m 相似的向量 $X_j^m(1\leqslant j\leqslant N-m,j\neq i)$ 的总个数,则定义向量 X_i^m 的相似度为

$$\Omega_r^m(i)=\frac{1}{N-m-1}\omega(i),1\leqslant i\leqslant N-m。$$

步骤4:对于所有 X_i^m,定义平均相似度为

$$\phi^m(r)=\frac{1}{N-m}\sum_{i=1}^{N-m}\Omega_r^m(i)。$$

步骤5:当定义的向量序列的维数由 m 增加为 $m+1$ 时,可以重复步骤1—4计算 $\phi^{m+1}(r)$。

步骤6:最终,样本熵定义为

$$SampEn(m,r)=-\ln\left(\frac{\phi^{m+1}(R)}{\phi^m(R)}\right)。$$

由样本熵算法可知,由 m 维向量 X_i^m 和 X_j^m 可进一步计算对应的 $m+1$ 维向量 $X_i^{m+1}=((X_i^m)^{\mathrm{T}},x_i(m+1))^{\mathrm{T}}$ 和 $X_j^{m+1}=((X_j^m)^{\mathrm{T}},x_j(m+1))^{\mathrm{T}}$。在这种情况下,样本熵可以近似解释为条件概率和的负对数,即在给定 X_i^m 和 X_j^m 相似的情况下,X_i^{m+1} 和 X_j^{m+1} 仍然相似的概率。因此,概率值越小,表明系统产生新信息的可能性越大,从而系统的复杂性越大,此时样本熵的值也越大。在计算样本熵时,参数 m 和 r 需提前确定。

3. 融合脑电特征提取方法

首先以马氏距离作为相似性的度量方式,设计一种新的基于马氏相似性的

脑电特征提取方法。

给定一组脑电信号 $X = \{X_1, X_2, \cdots, X_\Gamma\}$，其中 Γ 表示脑电信号的总数目。Niknazar 等人指出 EEG 在作为整体信号被分析时，信号中很多微小但重要的变化很难被发现，而将信号分解为不同的频率子带后，这些变化往往能够被放大。基于上述认识，我们首先利用 DWT 将脑电信号 X_i 分解为 K 个子带信号，记作 $X_i(D_k)(i = 1, \cdots, \Gamma)$，其中 D_k 为第 k 个频率子带 $(k = 1, \cdots, K)$。对每个信号，都可以得到 K 个相应的子带信号。将所有信号对应的第 k 个子带信号构成的集合记为

$$S(D_k) = \{X_i(D_k) : i = 1, 2, \cdots, \Gamma\}.$$

在集合 $S(D_k)$ 中，随机选择一个未发作脑电的子带信号作为参考信号（reference signal），记作 $S^r(D_{k \times r})$，其余的子带信号都视作当前信号（present signal）。

其次，对参考信号和当前信号，根据附录 2 中公式（1）分别计算其相应的轨道矩阵，记作 $A_i(D_k)$ 与 $A^r(D_k)$，分别称之为参考状态（reference state）和当前状态（present state）。

再次，根据公式（4.1）计算参考状态 $A^r(D_k)$ 和每个当前状态 $A_i(D_k)$ 间的马氏距离，即

$$d_i^r(k) = d_M(A^r(D_k), A_i(D_k)), i = 1, 2, \cdots, \Gamma.$$

从而，给定子带 k 上的参考状态 $A^r(D_k)$，对于信号集 S，相应的马氏相似性特征可以定义为

$$F_{MS}(k) \triangleq (d_1^r(k), d_2^r(k), \cdots, d_\Gamma^r(k)).$$

显然，$d_i^r(k)$ 越小，参考状态 $A^r(D_k)$ 与当前状态 $A_i(D_k)$ 间的相似性就越高。进一步，对 K 个子带信号，基于马氏相似性的初始脑电特征可定义为

$$\widetilde{F}_{MS} = (F_{MS}(1)^T, F_{MS}(2)^T, \cdots, F_{MS}(K)^T)^T.$$

然而，神经科学专家认为癫痫发作中脑电变化的主要频率是 $3 \sim 30 \mathrm{Hz}$。因此，对于 DWT 分解后得到的所有子带，仅选取频率范围接近 $[3, 30]\mathrm{Hz}$ 的那些子带信号实现对发作的自动检测显然更为有效，我们称这些子带信号为可采用的（或有效的）分解信号，并记作 $S_i(D_{k_j})$，其中 $\{k_j\}_{j=1}^{J^*}$ 为 $\{1, 2, \cdots, K\}$ 的一个子集。由此，首先可定义基于马氏相似性的脑电特征（Mahalanobis-similarity-based feature)为

$$F_{MS} = (F_{MS}(k_1)^T, F_{MS}(k_2)^T, \cdots, F_{MS}(k_{J^*})^T)^T.$$

其次，采用样本熵来刻画脑电信号的复杂性，定义基于样本熵的脑电特征（sample-entropy-based feature)为

$$F_{SE} = (F_{SE}^1, F_{SE}^2, \cdots, F_{SE}^\Gamma)_{1 \times \Gamma},$$

其中

$$F_{SE}^i = SampEn_i(m, r).$$

这里，$SampEn_i(m, r)$是由 SampEn 算法计算的第 i 个 EEG 信号的样本熵。

最后，将基于马氏相似性的脑电特征（记为 MS-F)以及基于样本熵的脑电特征（记为 SE-F)进行融合，提出了一个融合脑电特征提取方法 MS-SE-FF，其计算步骤可总结为如下算法 4.3。

算法 4.3(MS-SE-FF 算法)

给定脑电信号 $X = \{X_1, X_2, \cdots, X_\Gamma\}$，MS-F 计算中的嵌入维数 l，时间延迟 τ，可利用的分解信号对应的子带数目 J^*，母小波函数 $\psi(t)$，SE-F 计算中的参数 m 和比较阈值 r。

步骤 1：计算基于样本熵的脑电特征。

For $i = 1: \Gamma$，

a)根据 SampEn 算法计算第 i 个脑电信号 X_i 的样本熵 $SampEn_i(m, r)$;

b)令 $F_{SE}^i = SampEn_i(m, r)$，则基于样本熵的脑电特征为

$$F_{SE} = (F_{SE}^1, F_{SE}^2, \cdots, F_{SE}^\Gamma)_{1 \times \Gamma}.$$

步骤 2：计算基于马氏相似性的脑电特征。

2.1 利用 DWT 将 X 分解为子带信号 $\{X_i(D_{k_j}) : i = 1, \cdots, \Gamma, j = (1, \cdots, J)\}$，$\{k_j\}_{j=1}^{J^*}$ 为 $\{1, 2, \cdots, K\}$ 的一个子集。令 $S(D_{k_j}) = \{X_i(D_{k_j}) : i = 1, \cdots, \Gamma\}$ 表示子带 D_{k_j} 上所有信号的集合。

2.2 For $k = l: J^*$，

a)在 $S(D_{k_j})$ 内随机选择一个未发作脑电片段作为参考脑电，记作 $S^r(D_{k_j})$;

For $i = 1: \Gamma$，

a1)根据附录 2 公式（2.1)计算 $S_i(D_{k_j})$ 的轨道矩阵 $A_i(D_{k_j})$;

a2)根据公式（4.6)计算 $A^r(D_{k_j})$ 和 $A_i(D_{k_j})$ 间的马氏距离 $d_i^r(k_j)$。

b) 令 $F_{MS}(k_j)=(d_1^r(k_j),d_2^r(k_j),\cdots,d_\Gamma^r(k_j))$。则基于马氏相似性的脑电特征为

$$F_{MS}=\begin{pmatrix} F_{MS}(k_1) \\ F_{MS}(k_2) \\ \vdots \\ F_{MS}(k_{J^*}) \end{pmatrix}_{J^*\times\Gamma}$$

步骤 3：融合上述两种特征，则 MS—SE—FF 可定义为

$$F_{fusion}=\begin{pmatrix} F_{SE} \\ F_{MS} \end{pmatrix}_{(J^*+1)\times\Gamma}。$$

4.1.3　基于非线性复杂性的癫痫脑电特征提取方法

与正常状态相比，癫痫发作时大脑的电活动会变得相对简单。若我们把大脑看作是一个非线性动力系统，则意味着其复杂性大大降低。基于这一观点，我们提出了一种新的基于非线性复杂性的脑电特征提取方法。在该方法中，如何定量刻画非线性系统的复杂性是最关键的一个环节。

1. 一种新的复杂性度量

给定信号 $X=\{x_1,x_2,\cdots,x_N\}$，我们首先给出两个定义。

定义 4.1　令

$$X_i^m=(x_i,x_{i+1},\cdots,x_{i+m-1})^T,i=1,2,\cdots,N-m-1 \tag{4.7}$$

为信号 X 的一个长度为 m 的模板，其中 m 为嵌入维数。记 $\Gamma_m=\{X_1^m,X_2^m,\cdots,X_{N-m-1}^m\}$ 为所有 m 维模板构成的集合，任取 $X_i^m,X_j^m\in\Gamma_m$，则定义模板 X_i^m 与 X_j^m 间的相似性为

$$S_{ij}^m=S(X_i^m,X_j^m),\forall i,j, \tag{4.8}$$

其中 $S(\cdot,\cdot)$ 称为相似函数。

注：$S(\cdot,\cdot)$ 可以是可微函数（如余弦函数），也可以是不可微函数（如阈值函数）。

定义 4.2　令 $X_i^m=(x_i,x_{i+1},\cdots,x_{i+m-1})^T$ 且 $X_i^{m+1}=(x_i,x_{i+1},\cdots,x_{i+m-1},x_{i+m})^T$。相比于 X_i^m，定义

$$C_i=E_j(S_{ij}^m,S_{ij}^{m+1}) \tag{4.9}$$

为 X_i^{m+1} 中新信息的产生率,其中 $E_j(\cdot,\cdot)$ 称为演化算子;进一步,定义

$$C(x) = \Sigma_i C_i \tag{4.10}$$

为信号 X 的复杂度,其中 Σ_i 称为组合算子。

显然在上述定义 4.1 与定义 4.2 中,相似函数 $S(\cdot,\cdot)$、演化算子 $E_j(\cdot,\cdot)$、组合算子 Σ_i 均为抽象概念。下面,我们将结合本章所聚焦研究的癫痫发作自动检测这一具体目标,逐一给出相似函数 $S(\cdot,\cdot)$、演化算子 $E_j(\cdot,\cdot)$、组合算子 Σ_i 的相关具体表达式,并据此提出一个新的刻画信号复杂性的度量指标。

首先,采用模糊集中的模糊隶属度函数计算 X_i^m 和 X_j^m 间的相似性,即

$$S_{ij}^m = S(X_i^m, X_j^m) = \exp\left(\frac{-(d_{ij}^m)^2}{r}\right)。 \tag{4.11}$$

其中

$$d_{ij}^m = \max_{0 \leqslant k \leqslant m-1} |x_{i+k} - x_{j+k}|, 1 \leqslant i,j \leqslant N-m+1, j \neq i。$$

d_{ij}^m 表示模板 X_i^m 和 X_j^m 间的 Minkowski 距离。根据上述定义,显然有 $S_{ij}^m \in [0,1]$。

给定阈值 $\sigma \in (0,1)$,则当 $S_{ij}^m > \sigma$ 时,我们称 X_j^m 与 X_i^m 相似。

接下来,令 $b_\sigma^m(i) = \#\{j : S_{ij}^m \geqslant \sigma\}$ 表示 Γ_m 中与 X_i^m 相似的模板总数,并令 $A_i^m = \{\Gamma_m$ 中模板与 X_i^m 相似$\}$ 表示一个事件,则

$$P(A_i^m) = \frac{b_\sigma^m(i)}{N-m+1}, i = 1,2,\cdots,N-m+1。 \tag{4.12}$$

可近似看作事件 A_i^m 发生的概率。据此,从 X_i^m 演化至 X_i^{m+1} 的过程中新信息的产生率定义为

$$C_i = \frac{1}{2\rho} \frac{P(A_i^{m+1})}{P(A_i^m)}, \rho = \sqrt{-r\ln(\sigma)}。 \tag{4.13}$$

其中参数 $r = \varepsilon \times std$。这里,$std$ 表示信号 X 的标准差,$\varepsilon \in [0.1, 0.25]$。显然,$C_i$ 的值越小,意味着从 X_i^m 演化至 X_i^{m+1} 的过程中,产生新信息的可能性越大,也就是说,系统的复杂性越高。

最后,考虑所有 $X_i^m \in \Gamma_m (i = 1,2,\cdots,N-m+1)$,根据条件 Renyi 熵,定义信号 X 的复杂度为

$$C(x) = \frac{1}{1-q} \log\left[\left(\frac{1}{N-m+1} \sum_{i=1}^{N-m+1} C_i^{q-1}\right)\right]$$

$$= \frac{1}{1-q}\log\Big(\frac{1}{N-m+1}\sum_{i=1}^{N-m+1}\hat{p}_i^{q-1}\Big) + \log\big(2\sqrt{-r\ln(\sigma)}\big)\text{。} \qquad (4.14)$$

我们称 $C(x)$ 为信号 X 的 FPE 复杂度。

2. 基于加权 FPE 复杂度的脑电特征提取方法

根据上述内容,同时考虑患者个体间存在的差异性,本小节结合 K-means 聚类特征加权方法,提出了一种新的基于加权 FPE 复杂度的特征提取方法(W-FPE-F)。具体步骤总结为如下算法 4.4 和算法 4.5。

算法 4.4(基于 K-means 聚类特征加权算法)

给定一组特征 $F=\{f_1,f_2,\cdots,f_p\}$,以及类别数 Q。

步骤 1:计算特征集 F 的类中心

$$M = \frac{1}{P}\sum_{p=1}^{P} f_p\text{。}$$

步骤 2:采用 K-means 方法将 F 聚为 Q 类 $F_1,F_2,\cdots,F_Q$,其中 $F_i=\{f_{i,1},f_{i,2},\cdots,f_{i,p_i}\}, i=1,2,\cdots,Q$。每一类的类中心表示为 $m_1,m_2,\cdots,m_Q$。

步骤 3:计算类中心 $m_i(i=1,2,\cdots,Q)$ 与特征集中心 M 的比例

$$r_i = \frac{m_i}{M}, i=1,2,\cdots,Q\text{。}$$

步骤 4:对 F 中的每一特征进行加权,构成新的特征集

$$\overline{F} = \bigcup_{i=1}^{Q} \overline{F}_i,$$

$$\overline{F}_i = \{r_i \cdot f_{i,1}, r_i \cdot f_{i,2}, \cdots, r_i \cdot f_{i,p_i}\}\text{。}$$

算法 4.5(基于加权 FPE 复杂度的特征提取算法)

给定脑电信号 $X=\{X_1,X_2,\cdots,X_\Gamma\}, X_t=\{x_1^{\mathrm{T}},x_2^{\mathrm{T}},\cdots,x_{N_t}^{\mathrm{T}}\}(t=1,2,\cdots,\Gamma)$,嵌入维数 m,模糊隶属度函数的参数 r,比较阈值 σ,以及 KCFW 算法中的参数 Q。

令 $t=1$。

步骤 1:构建脑电模板

$$\widetilde{X}_i^m(t) = (\widetilde{x}_i^{\mathrm{T}},\cdots,\widetilde{x}_{i+m-1}^{\mathrm{T}})^{\mathrm{T}}$$

$$= (x_i^{\mathrm{T}} - \overline{X}_i^m(t),\cdots,x_{i+m-1}^{\mathrm{T}} - \overline{X}_i^m(t))^{\mathrm{T}}\text{。}$$

其中

$$\overline{X}_i^m(t) = \frac{1}{m} \sum_{j=0}^{m-1} x_{i+j}^{\mathrm{T}} .$$

步骤2:根据公式(4.11)计算$\widetilde{X}_i^m(t)$与$\widetilde{X}_j^m(t)$的相似性。

步骤3:计算从$\widetilde{X}_i^m(t)$演化至$\widetilde{X}_i^{m+1}(t)$的过程中,新信息的产生率。

3.1　根据公式(4.12)计算概率$P(A_i^m)$与$P(A_i^{m+1})$。

3.2　根据公式(4.13)计算新信息的产生率$C_i(t)$。

步骤4:根据公式(4.14)计算复杂度$C(X_t)$。

步骤5:令$t=t+1$,返回步骤1。当$t=\Gamma$时,得到
$$F_{FPE} = (C(X_1), C(X_2), \cdots, C(X_\Gamma))^{\mathrm{T}} ,$$
称其为基于FPE复杂度的特征(FPE-F)。继而,进行步骤6。

步骤6:根据KCFW算法,对每一$C(X_t)(t=1,2,\cdots,\Gamma)$计算其权重$r_t$。

步骤7:构建基于加权FPE复杂度的特征(W-FPE-F)为
$$F_{WFPE} = (r_1 \cdot C(X_1), r_2 \cdot C(X_2), \cdots, r_\Gamma \cdot C(X_\Gamma))^{\mathrm{T}} .$$

4.2　癫痫发作的自动检测方法

4.2.1　数据库

本章采用的脑电数据主要源自两个公开数据库:Bonn脑电数据库和CHB-MIT脑电数据库。

Bonn脑电数据库来源于德国波恩大学(University of Bonn)癫痫研究中心。该数据库包含5个单通道的头皮或颅内脑电数据集,分别表示为Z,O,N,F,S,采样率为173.61Hz。每个数据集由100个23.6s的脑电片段构成,且均不含由眼动、肌动等引起的伪迹或噪声。数据集Z和数据集O中的脑电片段分别来自5个健康人在睁眼和闭眼状态下的头皮脑电,数据集N,F,S中的脑电片段来自于5个癫痫患者的颅内脑电,其中数据集N由患者癫痫未发作时海马结构处的脑电片段组成,数据集F和S分别由患者癫痫病灶处的发作间歇期和发作期脑电片段构成(Bonn数据库的具体信息如表4.1所列)。图4.5给出了分别来自数据集Z,O,N,F,S的5个EEG片段。

表 4.1 Bonn 脑电数据库的相关信息

数据集	脑电类型	记录位置	病患状态
Z	头皮	大脑皮层	五个健康人清醒、放松、睁眼状态
O	头皮	大脑皮层	五个健康人清醒、放松、闭眼状态
N	颅内	海马区	五个癫痫患者发作间歇状态
F	颅内	癫痫病灶	五个癫痫患者发作间歇状态
S	颅内	癫痫病灶	五个癫痫患者发作状态

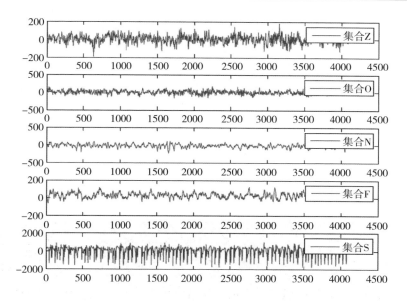

图 4.5 Bonn 脑电数据库的脑电片段示例

(从上至下分别对应数据集 Z,O,N,F,S)

CHB-MIT 脑电数据库由采集于波士顿儿童医院(Children's Hospital Boston)的头皮脑电构成,共包含 22 位难治性癫痫患者(5 位女性,17 位男性;1.5～19 岁)的 664 个 23 通道头皮脑电记录,采样率为 256Hz。每位患者包含 9～42 个不等的连续脑电记录,且每个记录时长为 1～2h。在所有脑电记录中,共有 129 条脑电信号包含癫痫发作,其中共 5198 次发作。需要强调的是,发作起始与发作终止的时间点均已由临床专业医师标记。在数值试验中,我们采用了其中 12 位已知发作起始通道的患者脑电。表 4.2 展示了这 12 位患者的具体信息,包括性别、年龄、发作起始通道、发作次数。图 4.6 展示了其中一条 20s 的脑电片段示例。

表 4.2 CHB-MIT 脑电数据库的相关信息(其中 12 位患者)

患者	性别	年龄	发作起始通道	发作次数	发作脑电的片段数	总脑电片段数
1	女	11	T8—P8	7	442	884
2	男	11	T8—P8	3	172	344
3	女	14	T7—P7	7	402	804
4	男	22	T7—P7	4	378	756
5	女	7	F7—T7	5	402	804
6	男	3.5	T7—P7	5	909	1818
7	女	10	T8—O2	4	256	552
8	男	3	T7—P7	7	465	930
9	女	12	F7—T7	3	806	1612
10	女	6	T7—P7	8	294	588
11	女	9	T7—P7	3	204	408
12	—	—	T7—P7	16	506	1012

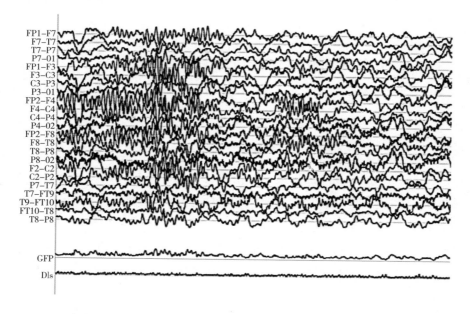

图 4.6 CHB-MIT 数据库的脑电片段示例(患者 1,11 岁,女)

4.2.2　数值实验结果与分析

为了完成癫痫性发作的自动检测,我们将上述所提取的脑电特征输入分类器并采用两个脑电数据库中的相关数据训练该分类器,以完成癫痫发作脑电与未发作脑电的有效识别。在本章的工作中,分类器主要采用支撑向量机(support vector machine,SVM)和超限学习机(extreme learning machine,ELM)。

相比于正常脑电与发作期脑电,发作间歇期脑电与发作期脑电间的差异性往往表现并不十分明显,从而在癫痫发作检测的过程中易发生漏检、误检等错误分类结果。基于这一考虑,在本章的数值实验中,针对 Bonn 数据库,我们主要采用其中的发作间歇期脑电数据集 F 和发作期脑电数据集 S 完成检测任务。在下文中不引起混淆的情况下,我们统一称数据集 F 中的脑电片段为未发作脑电。

1. 基于延迟-Poincare 散点图的癫痫发作自动检测方法

本小节主要采用 Bonn 数据库,从以下三个方面来验证所提方法的性能:①验证所提取癫痫脑电特征的有效性;②比较不同分类器(ELM 与 SVM)的性能表现;③比较所提方法与已有结果的检测性能。在展示具体实验结果之前,我们首先对性能评价指标、参数选取方法、实验计算环境等逐一说明。

表 4.3 给出了数值实验中所采用的各项性能评价指标的定义及其计算公式,包括敏感度(sensitivity)、特异度(specificity)、准确率(accuracy)、阳性预测值(positive predictive value,PPV)、阴性预测值(negative predictive value,NPV)以及 Matthews 相关系数(Matthews correlation coefficient,MCC)。

表 4.3　常用的分类性能评价指标

指标	定义	计算公式
敏感度	正确分类的脑电发作片段在所有标注的脑电发作片段中所占比例	$\dfrac{TP}{TP+FN}$
特异度	正确分类的脑电未发作片段在所有标注的脑电未发作片段中所占比例	$\dfrac{TN}{TN+FP}$
准确率	正确分类的脑电片段在所有脑电片段中所占比例	$\dfrac{TP+TN}{TP+FN+TN+FP}$

续表

指标	定义	计算公式
阳性预测值	正确分类的发作脑电片段在所有分类为发作的脑电片段中所占比例	$\dfrac{TP}{TP+FP}$
阴性预测值	正确分类为未发作脑电片段在所有分类为未发作的脑电片段中所占比例	$\dfrac{TN}{TN+FN}$
Matthews 相关系数	两分类问题中常用的表示观测值与预测值之间相关性的度量	$\dfrac{TP \cdot TN - FN \cdot FP}{\sqrt{(TP+FN)(TP+FP)(TN+FN)(TN+FP)}}$

在执行 ELM 的过程中,分别将输入向量和输出向量进行归一化处理($x \in [-1,1], y \in [0,1]$);隐节点选取为可加型节点;激活函数选取为 sigmoid 函数 $G(a,b,x) = 1/(1+\exp(-(a \cdot x+b)))$,其中参数 a,b 根据 $[-1,1]$ 上的均匀分布随机给定。需要指出的是,ELM 中唯一需要确定的参数为隐节点个数。在实验中,我们令隐节点个数的取值范围为 $[5,30]$ 并选取步长为 5,最后以 MCC 平均值达到最大来确定最优的隐节点个数。

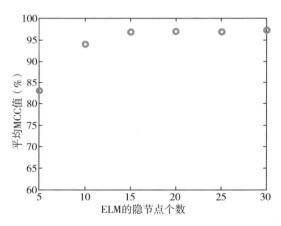

图 4.7　平均 MCC 值与 ELM 不同隐节点个数之间的趋势关系图

图 4.7 展示了 ELM 在训练集上的 MCC 平均值随隐节点个数的变化情况。可以看出,当隐节点个数达到 15 时,其分类性能明显优于节点数目为 5 和 10 的情况;而当隐节点个数在 $[15,30]$ 这一范围时,其分类性能基本保持稳定。为了避免 ELM 在训练集上的过拟合,同时保证更快的学习速度,数值实验中隐节点的个数最终选择为 15。所有数据被随机均分为训练集和测试集,实验共执行 50 次并以所有实验的平均结果作为最终分类性能的度量。

在执行 SVM 的过程中,核函数选择取为径向基函数;参数 C 和 g 通过十倍交叉验证的网格搜索方法确定($C=\cdots,2^{-8},2^{-7},\cdots,2^{0},\cdots,2^{7},2^{8},\cdots;g=\cdots,2^{-8},2^{-7},\cdots,2^{0},\cdots,2^{7},2^{8},\cdots$)。图 4.8 展示了相应的等值线图,可以看出,最佳的平均分类准确率 96% 所对应的(C,g)值,即为最后选定的最优参数值($2^{3},2^{1}$)(图中黑色实心点)。

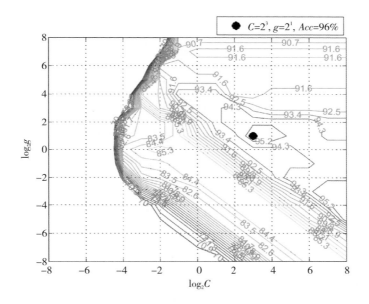

图 4.8　网格搜索法确定 SVM 参数 C,g 的等值线图

为了确定参数 $T_{\max}$,定义了两个度量指标,即散度比 r_{SD} 与分布比 r_{DU},具体公式如下:

$$r_{SD}=\frac{\overline{SD}_{\mathrm{non-seizure}}}{\overline{SD}_{\mathrm{seizure}}},$$

其中,$\overline{SD}_{\mathrm{non-seizure}}$ 和 $\overline{SD}_{\mathrm{seizure}}$ 分别表示未发作脑电与发作脑电的平均 SD 值。

$$r_{DU}=\frac{\overline{DU}_{\mathrm{non-seizure}}}{\overline{DU}_{\mathrm{seizure}}},$$

其中,$\overline{DU}_{\mathrm{non-seizure}}$ 和 $\overline{DU}_{\mathrm{seizure}}$ 分别表示未发作脑电与发作脑电的平均 DU 值。显然,当 r_{SD} 值与 r_{DU} 值越大时,表明对应散点图的差异性越大,进而对应特征的分类效果越好。分别令 $T_{\max}=1,2,3,4,5$,计算所得 r_{SD} 与 r_{DU} 值如图 4.9 所示。

可以看出，$T_{max}=3$ 时结果相对最优，因此实验中选择 $T_{max}=3$。

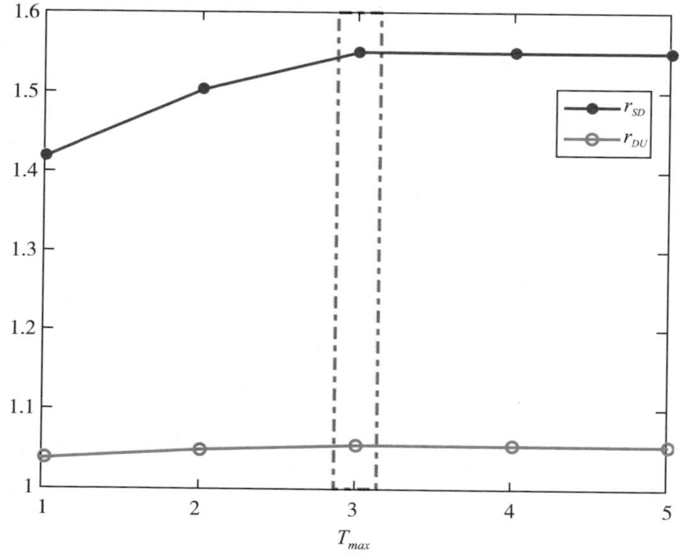

图 4.9　r_{SD} 与 r_{DU} 随 T_{max} 不同取值的变化关系图

所有数值实验均是在 Intel Core i7 3.60GHz CPU 和 12GB RAM 的环境中执行的，并采用 8.1.0 版 MATLAB 以及 3.20 版 LIBSVM 软件包。表 4.4—4.6 给出了相应的数值实验结果，其中较好的实验结果用黑体标出。

（1）所提取癫痫脑电特征的有效性分析（以 ELM 为分类器）

首先，验证所提两种新的度量，散度及分布一致性，在刻画延迟-Poincare 散点图不同表现时的有效性。图 4.10 和图 4.11 分别展示了对应于数据集 F 中一个未发作脑电片段与数据集 S 中一个发作脑电片段的一组延迟-Poincare 散点图（$T=1,2,3$）。从图中可以看出，对于同一延迟参数 T，相比未发作脑电而言，发

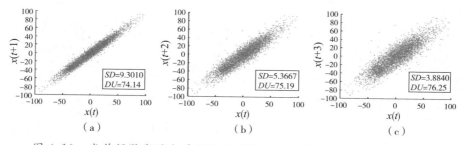

图 4.10　发作间歇期脑电片段的延迟-Poincare 散点图（源自数据集 F）

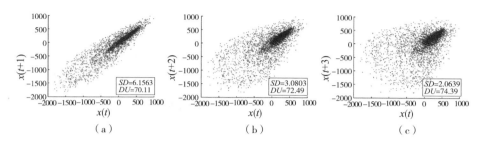

图 4.11　发作期 EEG 片段的延迟-Poincare 散点图（源自数据集 S）

作脑电所对应的散点图的分散程度更强且分布一致性更弱；进一步，随着参数 T 值的增大，其分散程度越强且分布一致性越弱。针对每一情形，根据定义计算所得的散度值 SD 与分布一致性值 DU 分别标注在对应的子图中。显然，具体数值也从另一个方面验证了上述结论的正确性。

其次，验证所提特征 F_{LPBF} 相比两种单一度量散度 SD 和分布一致性 DU 而言，在分类性能上的提升表现。实验结果如表 4.4 所列，包括敏感度、特异度、准确率、阳性预测值、阴性预测值、Matthews 相关系数。

表 4.4　所提癫痫脑电特征 F_{LPBF} 的性能验证

T_{max}	特征	性　　能					
		敏感度	特异度	准确率	阳性预测值	阴性预测值	Matthews 相关系数
3	SD	96.18%	92.59%	94.38%	92.97%	96.06%	88.90%
	DU	94.40%	95.81%	95.10%	95.96%	94.56%	90.37%
	F_{LPBF}	96.00%	96.37%	96.16%	96.50%	95.89%	92.38%
1	F_{LPBF}	89.55%	96.36%	92.96%	96.10%	90.50%	86.25%

从表 4.4 中可以看到，所提特征 F_{LPBF} 相比散度 SD 和分布一致性 DU，除了敏感度和阴性预测值外，其他所有性能评价指标都得到了明显提升。F_{LPBF} 与 SD 的漏检率（即 1−敏感度）相当，比 DU 的漏检率降低了 1.6%；F_{LPBF} 的错误警报率（即 1−特异度）比 SD 和 DU 分别降低了 3.78% 和 0.56%；F_{LPBF} 的准确率比 SD 和 DU 分别提高了 1.78% 和 1.06%；F_{LPBF} 的阳性预测值比 SD 和 DU 分别提高了 3.53% 和 0.54%；F_{LPBF} 的阴性预测值与 SD 相当，比 DU 的阴性预测值提高了 1.33%；F_{LPBF} 的 MCC 值比 SD 和 DU 分别提高了 3.48% 和 2.01%。

为了进一步验证 $T_{max} > 1$ 对于从脑电信号中提取用于发作检测的特征更有帮助，实验中进一步比较了当 $T_{max} = 1$ 和 $T_{max} = 3$ 时 F_{LPBF} 的分类性能，结果见表 4.4 最后一行所列。从表中可以看出当 $T_{max} = 3$ 时，其分类性能得到了显著提升，这与之前的分析结果一致，即当延迟 T 越大时，正常 EEG 与癫痫 EEG 对应的 Poincare 散点图间的差异性也越大，此时所提取的特征越能区分两类脑电信号。

不同特征间的分类性能比较也可以通过一种更直观的方式来表示，即受试者工作特征曲线（receiver operating characteristic plot，ROC）。ROC 作为一种直观展示分类性能的二维曲线，根据一系列不同的分界值，分别以"1-特异度"为横坐标、以"敏感度"为纵坐标绘制而成。ROC 曲线越靠近左上方，即 ROC 曲线下的面积（area under the ROC curve，AUC）越大，则表示对应方法的分类性能越好。图 4.12 展示了所提癫痫脑电特征 F_{LPBF}，以及两种单一度量散度 SD 和分布一致性 DU，分别结合 ELM 所获得自动检测结果的 ROC 曲线。从图中可以看出，F_{LPBF} 的分类性能显然优于 SD 和 DU（对应的 ACU 值分别为：0.97，0.95，0.93）。

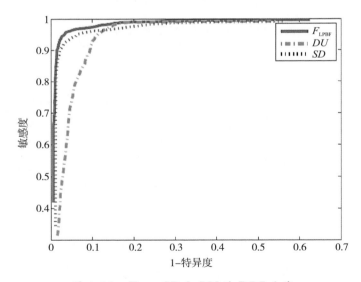

图 4.12　F_{LPBF}，SD 和 DU 的 ROC 曲线

（2）不同分类器（ELM 与 SVM）的性能表现比较（以 F_{LPBF} 为特征）

将所提特征 F_{LPBF} 分别输入分类器 ELM 和 SVM，并对其分类性能进行比

较。实验结果包括准确率的均值及标准差，以及时间（参数选取时间＋训练时间），如表 4.5 所列。从表中可以看出，ELM 的分类准确率明显高于 SVM，大约高出了 10%，且其分类准确率的标准差小于 SVM，这意味着"ELM＋F_{LPBF}"能够获得比"SVM＋F_{LPBF}"更好且更稳定的检测性能。此外，虽然 SVM 的训练时间与 ELM 相当，但 SVM 在选取参数上的时间是 ELM 所花费的近 8 倍。

表 4.5　SVM 与 ELM 关于所提特征的性能比较

方法	准确率	标准差	时间（训练＋参数选择）(s)
SVM＋F_{LPBF}	86.46%	4.2437	0.0041＋7.1250
ELM＋F_{LPBF}	96.16%	0.0181	0.0031＋0.93

（3）所提方法与其他已有检测方法的性能比较

最后对所提方法与其他已有方法的检测性能进行了系统比较。为了比较的公平性，本小节仅列出在相同数据集上（Bonn 数据库的数据集 S 和 F）执行的已有检测方法。表 4.6 给出了本章所提方法与 7 个已有检测方法，即近似熵＋ELM、Hurst 指数＋ELM、去趋势波动分析＋ELM（Qi Yuan et al. [38]）；排列熵＋SVM（Nicolaou et al. [37]）；水平可视图＋KNN（Zhu et al. [85]）；聚类方法＋SVM（Siuly et al. [82]）；模糊近似熵＋SVM（Y. Kumar et al. [81]），关于分类准确率的比较结果。由表 4.6 可以看出，所提检测方法的分类性能远好于其他方法，即使相比新近提出模糊近似熵与 SVM 结合的检测方法，其分类准确率也由 95.85% 提高到 96.16%。

表 4.6　所提方法与已有检测方法的性能比较

作者	年份	方法	准确率(%)
Qi Yuan et al. [38]	2012	近似熵＋ELM	88.00±0.75
	2012	Hurst 指数＋ELM	88.00±0.50
	2012	去趋势波动分析＋ELM	82.00±0.50
Nicolaou et al. [37]	2012	排列熵＋SVM	83.13
Zhu et al. [83]	2014	水平可视图＋KNN	93.00
Siuly et al. [82]	2011	聚类方法＋SVM	93.94
Y. Kumar et al. [81]	2014	模糊近似熵＋SVML	95.85
所提方法		F_{LPBF}＋ELM	96.16

2. 基于融合特征的癫痫发作自动检测方法

本小节采用 Bonn 数据库,从以下三个方面来验证所提方法的性能:①验证所提取癫痫脑电特征的有效性;②比较不同分类器(ELM 与 SVM)的性能表现;③比较所提方法与已有结果的检测性能。在展示具体实验结果之前,我们首先对参数选取方法进行说明。

在计算基于马氏相似性的脑电特征 F_{MS} 时,利用 DWT 对脑电信号进行分解是首要步骤。这一过程中,DWT 的母小波选取为 db4 小波函数,分解层数设置为 5。由于采样率为 173.61Hz,则分解后的子带信号为 $D_1(43.4\sim86.8\text{Hz})$,$D_2$ $(21.7\sim43.4\text{Hz})$,$D_3(10.8\sim21.7\text{Hz})$,$D_4(5.4\sim10.8\text{Hz})$,$D_5(2.7\sim5.4\text{Hz})$,和 $A_5(0\sim2.7\text{Hz})$。图 4.13 展示了数据集 S 中的一个脑电片段按照 DWT 分解后的 6 个子带信号,即 D_1-D_5 及 A_5。可以观察到分解后子带信号 D_2-D_5 的频率范围为 $[2.7,43.4]$Hz,最接近于癫痫发作的主要频率范围 $3\sim30$Hz。因此我们仅用这 4 个子带信号做进一步分析,并将其称之为可利用的(或有效的)子带信号。

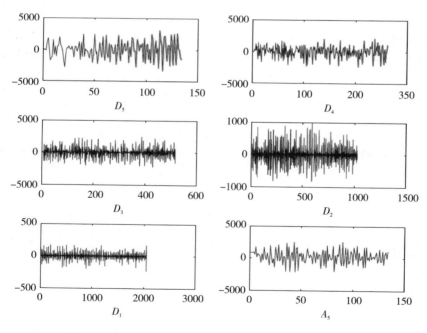

图 4.13 数据集 S 中一个脑电片段的 DWT 分解信号

在利用时间延迟方法构造轨道矩阵的过程中,嵌入维数 l 以及时间延迟 τ 分别设置为 16 和 6。进一步,为了降低随机选取参考脑电所带来的性能偏差,我们进行 10 次数值实验,且每次试验均从数据集 F 中随机选取一个未发作脑电片段作为参考脑电,相应的数据集 F 和 S 中的其他脑电片段即为当前脑电,最终给出 10 次实验的平均结果。

在计算基于样本熵的脑电特征 F_{SE} 时,g 选择为 0.2,m 通常取值为 2 或者 3。为了进一步确定 m 的取值,我们采用文献[84]中定义的估计准则 δ,即

$$\delta(\%) = \left| \frac{\overline{m_a} - \overline{m_b}}{\overline{m_a}} \right| \times 100\%,$$

其中 $\overline{m_a}$ 和 $\overline{m_b}$ 分别为对应未发作脑电和发作脑电的样本熵的平均值。事实上,δ 值反映了脑信号从未发作状态到发作状态时样本熵值的变化情况。因此 δ 值越大,表明判别性能越好。表 4.7 列出了当 $m=2$ 和 $m=3$ 时,对应的 $\overline{m_a}$、$\overline{m_b}$ 及 δ 值。由表中可以看出,$m=2$ 的结果($\delta=0.3103$)优于 $m=3$ 的结果($\delta=0.2667$),因此最终在数值实验中将 m 设置为 2。

表 4.7　参数 m 的选择结果

	$\overline{m_a}$	$\overline{m_b}$	δ
$m=2$	0.4786	0.6271	0.3103
$m=3$	0.4508	0.5711	0.2667

(1)所提取癫痫脑电特征的有效性分析(以 ELM 为分类器)

首先验证所提基于马氏相似性的脑电特征 F_{MS} 对于区分发作脑电与未发作脑电的有效性。这里,我们仅展示了一次实验中从子带 D_3 上提取的基于马氏相似性的脑电特征 $F_{MS}(3)$,如图 4.14 所示。图中 100 个红色的“o”代表从集合 S 中提取的 $F_{MS}(3)$(用 SD3 表示),100 个蓝色的“ $*$ ”代表从集合 F 中提取的 $F_{MS}(3)$(用 FD3 表示)。从图中可以观察到,所提出的 $F_{MS}(3)$ 能够成功区分发作脑电与未发作脑电。同时,可以看出集合 S 中的特征值明显大于集合 F 中的特征值,这表明未发作脑电与参考信号更为相似,这是由于参考脑电选自未发作时期,显然这一结果是合理的。

进一步,为了验证[3,30]Hz 范围内的脑电信号确实是可采用的(或有效的)信号,我们进一步比较了每个子带(D_k,$k=1,\cdots,5$)上的融合特征以及子带 D_2—

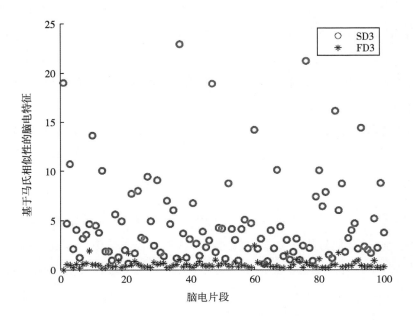

图 4.14　集合 F 和 S 的子带信号 D3 上的基于马氏相似性的脑电特征

D_5 上的融合特征的分类性能,相应的实验结果见表 4.8 所列。从表中可以看出,$D_2 - D_5$ 上融合特征的所有分类性能评价指标均优于每个子带上的结果。

表 4.8　不同频率子带上的融合特征间的性能比较

		特异度	准确率	阳性预测值	阴性预测值	MCC 值
D_1	89.50%	87.38%	88.36%	87.80%	89.57%	77.13%
D_2	93.87%	96.77%	95.26%	96.71%	93.97%	90.66%
D_3	97.20%	98.80%	97.96%	98.72%	97.24%	95.98%
D_4	96.49%	97.12%	96.80%	97.08%	96.62%	93.65%
D_5	91.86%	95.80%	93.74%	95.76%	92.07%	87.75%
$D_2 - D_5$	97.53%	98.63%	98.10%	98.98%	97.34%	96.30%

最后,验证所提融合特征 F_{fusion} 相比基于马氏相似性的特征 F_{MS} 和基于样本熵的特征 F_{SE} 而言,在分类性能上的提升表现。表 4.9 给出了包括平均敏感度、特异度、准确率在内的性能比较结果。通过表 4.9 可以看出,融合特征 F_{fusion} 的分类准确率为 97.53%,相比特征 F_{SE} 和 F_{MS},分别提高了 33.53% 和 16.15%;F_{fusion}

的错误报警率(即 1–特异度)为 1.11%,仅为 F_{MS} 错误报警率的一半,相比 F_{SE} 而言减少了约 97.7%;F_{fusion} 的漏检率(1–敏感度)为 3.82%,相对于其他两个特征而言下降了近 20%。

表 4.9　特征 MS-SE-FF,MS-F 和 SE-F 关于 ELM 的性能比较

特征	敏感度	特异度	准确率
F_{SE}	77.97%	51.14%	64.00%
F_{MS}	82.62%	96.34%	81.38%
F_{fusion}	96.18%	98.89%	97.53%

图 4.15 展示了所提融合特征 F_{fusion},以及两个单独特征 F_{MS} 和 F_{SE},分别结合 ELM 所获得的 10 次平均自动检测结果的 ROC 曲线。从图中可以看出,F_{fusion} 的分类性能显然优于 F_{MS} 和 F_{SE}(对应的 ACU 值分别为 0.98、0.80、0.65)。

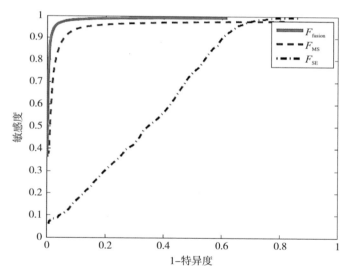

图 4.15　特征 F_{MS},F_{SE} 和 F_{fusion} 的 ROC 曲线

(2)所采用分类器的有效性分析(以 F_{fusion} 为特征)

将所提特征 F_{fusion} 分别输入分类器 ELM 和 SVM,并对其分类性能进行比较。实验结果包括准确率的均值及标准差,以及时间(参数选取和训练时间),见表 4.10 所列。从表中可以看出,ELM 的分类准确率明显高于 SVM,且具有更小的标准差,这说明"ELM+F_{fusion}"能够获得比"SVM+F_{fusion}"更好且更稳定的发作

检测性能。此外,SVM 所花费的时间也远多于利用 ELM 所花费的时间。

表 4.10　ELM 与 SVM 关于同一特征 MS-SE-FF 间的性能比较

方法	准确率	标准差	时间(训练＋参数选择)(s)
ELM＋F_{fusion}	97.53%	0.0169	0.0010＋0.06
SVM＋F_{fusion}	93.67%	3.6075	0.0037＋6.7571

（3）所提方法与其他已有检测结果的性能比较

最后对所提方法与其他已有方法的检测性能进行了系统比较。为了比较的公平性,本小节仅列出在相同数据集上(Bonn 数据库的数据集 S 和 F)执行的已有检测方法。表 4.11 给出了本章所提方法与 7 个已有检测方法,即近似熵＋ELM、Hurst 指数＋ELM、去趋势波动分析＋ELM（Qi Yuan et al.[38]）;排列熵＋SVM（Nicolaou et al.[37]）;水平可视图＋KNN（Zhu et al.[83]）;聚类方法＋SVM（Siuly et al.[82]）;模糊近似熵＋SVM（Y. Kumar et al.[81]）关于分类准确率的比较结果。由表中可以看出所提检测方法的分类性能远好于其他方法,即使相比新近提出的模糊近似熵与 SVM 结合的检测方法,其分类准确率也由 95.85% 提高到 97.53%。

表 4.11　所提方法与部分文献中已有方法的性能比较

作者	年份	方法	准确率
Qi Yuan et al.[38]	2012	近似熵＋ELM	88.00±0.75%
	2012	Hurst 指数＋ELM	88.00±0.5%
	2012	去趋势波动分析＋ELM	82.00±0.5%
Nicolaou et al.[37]	2012	排列熵＋SVM	83.13%
Zhu et al.[83]	2014	水平可视图＋KNN	93.00%
Siuly et al.[82]	2011	聚类方法＋SVM	93.94%
Y. Kumar et al.[81]	2014	模糊近似熵＋SVML	95.85%
Song et al.[105]	2016	基于延迟-Poincare 散点图的特征＋ELM	96.16%
所提方法		F_{fusion}＋ELM	97.53%

3. 基于加权 FPE 复杂度的癫痫发作自动检测方法

本小节分别采用 Bonn 数据库和 CHB-MIT 数据库验证所提方法的性能。

在展示具体实验结果之前,我们首先对参数选取方进行说明。计算基于加权 FPE 复杂度的特征 F_{WFPE} 时,根据 Chen 等人的工作,将嵌入维数 m 设置为 2,ϵ 选择为 0.2,参数 $Q=2$。采用敏感度、特异度、分类准确率作为分类性能评价指标。分别令 $\sigma=0.4,0.5,0.6,0.7,0.8$,通过在验证集上的敏感度、特异度与准确率,最终选择比较阈值 σ 为 0.5(如表 4.12 所列)。

表 4.12　比较阈值 σ 的选择

σ	敏感度	特异度	准确率
0.4	97.14%	91.02%	94.12%
0.5	97.28%	91.00%	94.18%
0.6	96.75%	91.39%	94.10%
0.7	96.63%	90.90%	93.82%
0.8	95.51%	92.11%	93.84%

在 Bonn 数据集上的实验结果　在 Bonn 数据库,主要从以下三个方面来验证所提方法的性能:①验证所提取癫痫脑电特征的有效性;②比较不同分类器(ELM 与 SVM)的性能表现;③比较所提方法与已有结果的检测性能。

(1)所提取癫痫脑电特征的有效性分析(以 ELM 为分类器)

首先验证所提基于加权 FPE 复杂度的特征 F_{WFPE} 相比 FPE 复杂性度量 F_{FPE} 而言在分类性能上的提升表现。实验结果如表 4.13 所列,包括敏感度、特异度、准确率。从表中可以看出,相比 F_{FPE},特征 F_{WFPE} 所获结果均得到了显著提高。具体地,F_{WFPE} 的特异度相比 F_{FPE} 提高了 7.93%,即 F_{WFPE} 的错误报警率相比 F_{FPE} 降低了约 92.5%。敏感度由 F_{FPE} 的 96.28% 上升至 F_{WFPE} 的 99%,即 F_{WFPE} 的漏检率相比 F_{FPE} 降低了约 73.1%。此外,F_{WFPE} 的准确率相比 F_{FPE} 也得到了显著提升,由 93.88% 上升至 99.68%。

表 4.13　所提取癫痫脑电特征 F_{WFPE} 的性能验证

特征	敏感度	特异度	准确率
F_{WFPE}	99.00%	99.36%	99.68%
F_{FPE}	96.28%	91.43%	93.88%

图 4.16 展示了所提癫痫脑电特征 F_{WFPE} 以及 FPE 复杂性度量 F_{FPE} 分别结合

ELM 所获得自动检测结果的 ROC 曲线。从图中可以看出，F_{WFPE} 的分类性能显然优于 F_{FPE}（对应的 ACU 值分别为 0.9667、1）。由此也表明，通过特征加权方法，特征分类性能确实得到了明显提升。

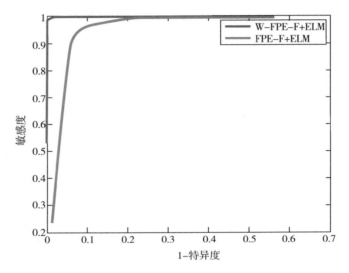

图 4.16　特征 F_{WFPE} 与 F_{FPE} 的 ROC 曲线

（2）所采用分类器的有效性分析（以 F_{WFPE} 为特征）

将所提特征 F_{WFPE} 分别输入分类器 ELM 和 SVM，并对其分类性能进行比较。实验结果包括准确率的均值和标准差，以及时间（参数选取和训练时间），如表 4.14 所列。从表中可以看出，ELM 的分类准确率均值与 SVM 基本相同，但其标准差降低了约 99.1%。这说明"ELM＋F_{WFPE}"能够获得比"SVM＋F_{WFPE}"更好且更稳定的发作检测性能。此外，SVM 所花费的时间也远多于采用 ELM 所花费的时间。

表 4.14　ELM 和 SVM 关于"＋F_{WFPE}"的性能比较

方法	准确率（均值）	准确率（标准差）	时间（训练＋参数选择）(s)
ELM＋F_{WFPE}	99.68%	0.0063	0.0019＋0.8436
SVM＋F_{WFPE}	99.56%	0.6999	0.0056＋6.5156

（3）所提方法与其他已有检测方法的性能比较

最后对所提方法与其他已有检测方法的性能进行了系统比较。为了比较的公平性,本小节仅列出在相同数据集上(Bonn 数据库的数据集 S 和 F)执行的已有检测方法。表 4.15 给出了本章所提方法与 8 个已有检测方法,即近似熵＋ELM、Hurst 指数＋ELM、去趋势波动分析＋ELM (Qi Yuan et al.[38]),一种新的融合特征＋ELM(Song et al.[25]),基于延迟-Poincare 散点图的特征＋ELM (Song et al.[105]),排列熵＋SVM (Nicolaou et al.[37]),聚类方法＋SVM (Siuly et al.[82]),模糊近似熵＋SVM,一种新的融合特征＋SVM(Song et al.[25]),基于延迟-Poincare 散点图的特征＋SVM(Song et al.[105])关于分类准确率的比较结果。从表中可明显看出,所提方法的分类准确率明显优于表中列出的其他方法。

表 4.15 所提方法与已有检测方法的性能比较

	作者	年份	方法	准确率
Feature ＋ELM	Qi Yuan et al.[38]	2012	近似熵＋ELM	$88.00\pm0.75\%$
		2012	Hurst 指数＋ELM	$88.00\pm0.5\%$
		2012	去趋势波动分析＋ELM	$82.00\pm0.5\%$
	Song et al.[25]	2016	一种新的融合特征＋ELM	97.53%
	Song et al.[105]	2016	基于延迟-Poincare 散点图的特征＋ELM	96.16%
	所提方法		F_{WFPE}＋ELM	99.68%
Feature ＋SVM	Nicolaou et al.[37]	2012	排列熵＋SVM	83.13%
	Siuly et al.[82]	2011	聚类方法＋SVM	93.60%
	Kumar et al.[81]	2014	模糊近似熵＋SVM	95.85%
	Song et al.[25]	2016	一种新的融合特征＋ELM	93.67%
	Song et al.[105]	2016	基于延迟-Poincare 散点图的特征＋ELM	86.46%
	所提方法		F_{WFPE}＋ELM	99.56%

在 CHB-MIT 数据集上的实验结果 相比 Bonn 数据库,CHB-MIT 数据库是一个典型非平衡数据集,同时包含大量噪声。为此,我们首先需要对数据进行预处理。

由于数据集中的发作间歇期脑电记录段远远多于发作脑电记录,且对于同一患者而言,发作间歇期脑电记录并未表现出显著差异。基于此,我们随机选取与发作脑电数目相等的发作间歇期脑电记录。对于选取的所有脑电记录(包括发作间歇期与发作期），采用 4 阶切比雪夫带通滤波器对数据进行滤波处理，其中低通截频为 0.5Hz，高通截频为 30Hz。采用滑动窗将去噪后的脑电信号分割为 4s 的脑电片段，其中滑动间隔为 1s。最终将所有脑电片段随机等分为训练集与测试集。表 4.2 最后两列给出了对应每一位患者总的脑电片段数。

我们在 12 位患者的脑电数据上验证了所提方法的检测性能。实验结果如表 4.16 所列，包括敏感度、特异度、准确率。从表中可以看到，"$F_{\text{WFPE}}+$ELM"所获得的检测结果相比"$F_{\text{FPE}}+$ELM"均得到了大幅提升。具体地，平均敏感度从 90.2208%（$F_{\text{FPE}}+$ELM）上升至 98.9883%（$F_{\text{WFPE}}+$ELM），平均特异度由 83.1833%（$F_{\text{FPE}}+$ELM）上升至 89.33%（$F_{\text{WFPE}}+$ELM），平均准确率由 87.1308%（$F_{\text{FPE}}+$ELM）上升至 94.1650%（$F_{\text{WFPE}}+$ELM）。尤其对患者 6 而言，检测性能提升显著。且对不同患者，"$F_{\text{WFPE}}+$ELM"所得到的检测指标相差不大，这也说明所提方法在一定程度对于克服患者异质性具有较好效果。

表 4.16　CHB-MIT 上"$F_{\text{FPE}}+$ELM"与"$F_{\text{WFPE}}+$ELM"的检测性能比较

患者	FPE-F+ELM			W-FPE-F+ELM		
	敏感度（%）	特异度（%）	准确率（%）	敏感度（%）	特异度（%）	准确率（%）
1	100	84.08	91.97	100	97.61	98.82
2	95.83	84.65	90.23	100	85.62	92.70
3	94.12	84.41	89.27	95.99	88.29	92.11
4	81.40	84.84	83.15	100	84.53	92.28
5	93.02	84.45	88.73	100	95.43	97.71
6	62.14	72.34	67.29	92.46	84.35	88.41
7	99.33	83.87	91.67	99.62	93.29	96.48
8	93.82	83.71	88.81	99.79	85.88	92.86
9	99.80	83.63	91.71	100	97.23	98.62
10	97.53	84.77	91.16	100	89.87	94.99
11	93.66	84.25	89.01	100	85.91	92.98
12	72.00	83.20	82.57	100	83.95	92.02
均值	90.2208	83.1833	87.1308	98.9883	89.3300	94.1650
标准差	12.0658	3.4508	6.9715	2.3518	5.2169	3.1748

4.3 本章小结

本章主要从数据驱动的角度出发,介绍了三种癫痫性发作自动检测方法。对于这一角度,如何设计恰当的癫痫脑电特征是实现自动检测的关键所在。基于此,分别从非线性相互依赖性、非线性相似性、非线性复杂性三个角度出发,设计了三种新的癫痫脑电特征提取方法,即基于延迟-Poincare 散点图的脑电特征提取方法、基于新的融合脑电特征提取方法、基于加权 FPE 复杂度的脑电特征提取方法,进而在此基础上提出了三种癫痫性发作自动检测方法。最后,在两个公开数据库(Bonn 数据库与 CHB-MIT 数据库)上验证所提方法的有效性。所有实验结果均表明所提方法在保持简单有效的同时能很好地完成癫痫性发作的自动检测。

第5章

模型与数据混合驱动的癫痫辅助诊断方法研究

癫痫病因极其复杂并存在多种影响发病的内在因素(病理机制),通过数据挖掘方法从脑电中提取的特征虽然能够在一定程度上区分癫痫发作脑电与未发作脑电,但并无法反映出与癫痫发作相关的内在病理机制且不具有神经生理学上的可解释性。可以说,这种仅依赖癫痫脑电数据而忽略癫痫内在病理机制的癫痫辅助诊断方法的设计思想,显然是不全面的。基于这一认识,我们开始探索一种新的研究思路——机制(模型)与数据混合驱动。本章我们将面向"癫痫发作的早期检测"与"癫痫发作的过程追踪"这两个辅助诊断任务,介绍模型与数据混合驱动下癫痫辅助诊断方法的设计与实现。

5.1 癫痫发作的早期检测方法

传统的基于数据驱动的癫痫辅助诊断方法,其核心思想是通过设计恰当的脑电特征提取方法并结合分类器完成发作脑电与未发作脑电的自动识别(如图5.1(a)所示)。在这一过程中,患者脑电记录主要被看作由两种离散状态构成,即发作脑电与未发作脑电,并据此将其建模为一个两类模式识别问题。然而,所提取特征大多源于启发式,很难具有神经生理学上的可解释性,因此上述过程可被视为一个"黑箱"。此外,癫痫发作本质是一个连续的演变过程,即"发作前—电生理下的发作—临床症状—发作开始"。因此,探究从电生理异常开始逐渐演变至有明显临床症状的癫痫性发作的这一阶段,以期在癫痫发作的早期阶段就能被准确检测到,显然对癫痫的临床控制与治疗具有重要意义。本章将这一工作称为"癫痫发作的早期检测"(如图 5.1(b)所示)。

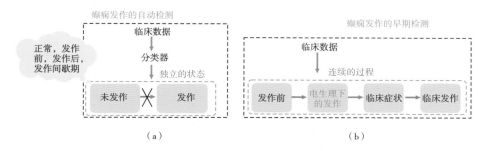

图 5.1　癫痫发作自动检测与癫痫发作早期检测的比较

　　神经集群模型能够为脑活动与脑病变的生理病理机制研究提供潜在途径。尽管大量计算模型被提出且成功从理论角度完成了对多种生理病理现象内在机制的探索与验证,但在临床应用角度神经计算模型还处在初步探索阶段。根据神经计算模型的建模理论,模型参数与相关神经机制(或生理过程)具有明确关联,因此每一参数均有其具体的生理学含义。这就意味着,通过刻画模型关键参数的变化趋势,并将其对应于癫痫病理机制的直观描述和解释,将是探索癫痫在电生理意义下发作起始点的有效途径与方法。

　　本章以 David&Friston 模型(以下简记为 D&F 模型)为建模原型并结合临床脑电数据,构建了一种新的基于 D&F 模型的癫痫性发作早期检测方法。首先结合脑电非线性动力学特征,定义了一个模型参数的敏感性度量指标,并据此提出了一种模型关键参数的自动选择方法;其次,基于网格搜索与随机游走算法并结合临床脑电数据,设计了一个模型关键参数的自动估计方法;再次,根据上述方法选择与优化在癫痫性发作早期检测起到关键作用的模型参数,进而设计一种新的实现早期检测的综合指标及检测准则,并据此完成基于 D&F 模型的癫痫性发作早期检测方法的构建;最后,采用两个公开脑电数据库,通过数值实验对所提方法的可行性与有效性进行验证。

5.1.1　模型构建

　　2003 年,David 和 Friston 注意到一个重要的生理学发现:即使同一类型神经元,也会对外部刺激有着差异性的响应。基于此,他们通过对 J&R 模型进行改进并提出了一种新的神经集群计算模型,其拓扑结构如图 5.2 所示[17]。从图中可以看出,D&F 模型中包含三类神经元集群:锥体神经元集群(PY)、兴奋性中间神经元集群(E)、抑制性中间神经元集群(I)。同时,每一类集群又被进一步细分为 N 个按照并联方式排列且拥有不同神经动力学特性的子群。外部输入 P 用于表示来自大脑其他结构(如丘脑等)和外界的刺激信号。

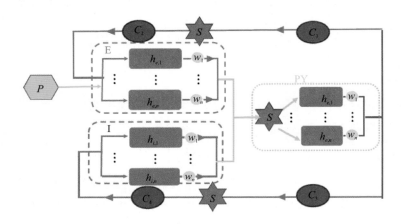

图 5.2 D&F 模型的拓扑结构

D&F 模型中每一子群的神经电活动(发放速率与突触后膜电位)的产生主要由两个计算模块刻画。第一个计算模块通过卷积算子将当前子群的突触前发放速率转化为突触后膜电位,具体刻画如下:

$$v_j^n(t)=(h_j^n\otimes m_j^n)(t), j\in\{py,e,i\}, n=1,\cdots,N, \tag{5.1}$$

其中,$m_j^n(t)$ 与 $v_j^n(t)$ 分别表示位于集群 $j\in\{py,e,i\}$ 的第 n 个子群的突触前发放速率与突触后膜电位;$\otimes$ 为时域上的卷积算子;$h_j^n(t)$ 表示对应于该子群的脉冲响应函数(也称为一阶核函数),其表达式为

$$h_j^n(t)=A_{j,n}\frac{t}{\tau_{j,n}}\mathrm{e}^{\frac{-t}{\tau_{j,n}}}, t\geqslant 0。 \tag{5.2}$$

在上式中,$A_{j,n}$ 为突触增益(即突触后膜电位的最大幅值);$\frac{1}{\tau_{j,n}}$ 为细胞膜时间常数,即膜电位达到平衡时所需的时间,用于估计神经元对输入做出反应的迅速程度。

第二个计算模块通过 S 型算子将当前子群的突触后膜电位转化为突触后发放速率,具体刻画如下:

$$m_j^n(t) = S(v_j^n(t)),$$

$$S(v_j^n) = \frac{2e_0}{1+e^{(r(v_0-v_j^n))}}, \tag{5.3}$$

其中,参数 e_0 表示集群的最大发放速率;v_0 表示发放阈值;r 决定着 sigmoid 函数的陡度。规定一个集群内所有子群的突触后膜电位的加权和作为该集群的最终输出,即

$$v_\Gamma(t) = \sum_{n=1}^N \omega^n \times v_j^n(t),$$

其中 $\omega^n \in [0,1]$ 表示第 n 个子群的输出对整个集群输出的贡献度,且满足 $\sum_{n=1}^N \omega^n = 1$。

D&F 模型中神经活动的传递主要依靠两个通路:①前向通路"E→PY"和"I→PY",即集群 PY 作为主要的投射型神经元集群,接收来自集群 E 与集群 I 的输入;②反馈通路"PY→E"和"PY→I",即集群 PY 的输出也会作为反馈输入至集群 E 与集群 I(如图 5.2 所示)。其中图 5.2 中 C_1,C_2,C_3,C_4 表示反馈通路上的连接强度。综上,D&F 模型的完整电活动可由公式(5.4)表示,其最终输出为 $\left[\sum_{n=1}^N w^n(v_e^n(t) - v_i^n(t))\right]$。

$$\ddot{v}_{py}^n(t) = A_{py,n}a_{py,n}S\left(\sum_{n=1}^N w^n(v_e^n(t) - v_i^n(t))\right) - 2a_{py,n}\dot{v}_{py}^n(t) - a_{py,n}^2 v_{py}^n(t),$$

$$\ddot{v}_e^n(t) = A_{e,n}a_{e,n}\left[p(t) + C_2 S\left(C_1 \sum_{n=1}^N w^n(v_e^n(t))\right)\right] - 2a_{e,n}\dot{v}_e^n(t) - a_{e,n}^2 v_e^n(t),$$

$$\ddot{v}_i^n(t) = B_{i,n}a_{i,n}C_4 S\left(C_3 \sum_{n=1}^N w^n(v_i^n(t) - v_i^n(t))\right) - 2a_{i,n}\dot{v}_i^n(t) - a_{i,n}^2 v_i^n(t),$$

$$n = 1, \cdots, N。 \tag{5.4}$$

令 $\Theta = \{A_{j,n}, B_{j,n}, a_{j,n}, b_{j,n}, C_1, C_2, C_3, C_4, v_0, e_0, r : j \in e, i, py; n = 1, \cdots, N\}$ 为 D&F 模型的参数集合,所有参数的标准取值如表 5.1 所列。

表 5.1   D&F 模型参数的标准值

参数	标准值
$A_{j,n}, B_{j,n}$	$A_{j,n} = 3.25\text{mV}, B_{j,n} = 22\text{mV}$
$a_{j,n}, b_{j,n}$	$a_{j,n} = 100, b_{j,n} = 50$
C_1, C_2, C_3, C_4	$C_1 = C, C_2 = 0.8C, C_3 = C_4 = 0.25C, C = 135$
v_0, e_0, r	$v_0 = 6\text{mV}, e_0 = 5\text{s}^{-1}, r = 0.56\text{mV}^{-1}$

5.1.2   模型关键参数的自动选择与自动估计

本小节主要介绍 D&F 模型关键参数的自动选择与自动估计。文献[18]中指出,神经集群模型中的参数与内在神经机制或生理过程有着明确的关联。这意味着,追踪模型参数的变化可能是进一步了解癫痫发作开始的有效方法。一个神经集群模型中通常包含十几个到几十个参数,而其中只有少数参数对模型行为具有较大影响。选择这些参数并对其分析,对于理解模型行为显然具有重要意义。本章将这些参数命名为"模型关键参数",并提出了一种基于脑电动力学特征的关键参数自动选择方法。

定义 5.1(参数对模型贡献度)   给定一组模型参数,计算模型输出并提取相应的动力学特征,则特征会随着模型参数的变化而变化。若模型在某一参数发生很小改变的情况下,其动力学特征发生显著变化,则表示该参数对模型行为的贡献度大。

本章通过"参数变化"与"特征变化"之间的相关性定义了参数的敏感性度量指标。该指标能够反映出模型输出是否会随着每个参数的变化而发生显著变化,以及哪些参数会最大限度地影响模型输出。

定义 5.2(参数的敏感性度量)   给定参数向量 $\Theta = (\theta_1, \theta_2, \cdots, \theta_m)$ 以及对应每个参数的独立增量 $\Delta\theta_i$。令 $\Delta_i\Theta = (0, \cdots, \Delta\theta_i, \cdots, 0)$,则 D&F 模型关于 Θ 以及 $(\Theta + \Delta\Theta)$ 的模拟输出可由公式(5.4)计算得到,分别记为 $v(\Theta)$ 与 $v(\Theta + \Delta i\Theta)$,并记 $F(v(\Theta))$ 与 $F(v(\Theta + \Delta_i\Theta))$ 为对应的动力学特征。令

$$\Delta_i F(\Theta) = F(v(\Theta + \Delta_i\Theta)) - F(v(\Theta)),$$

则对于每个 $\theta_i \in \Theta$,定义其敏感性度量为

$$Sen(\theta_i) = \left| \frac{Cov(\Delta\theta_i, \Delta_i F(\Theta))}{\sqrt{Var(\Delta\theta_i) \cdot Var(\Delta_i F(\Theta))}} \right| 。 \tag{5.5}$$

显然,一个参数的敏感度越大,表示该参数对系统的行为影响也越大。

定义 5.3(关键参数)　给定参数向量 $\Theta = (\theta_1, \theta_2, \cdots, \theta_m)$,称满足条件$\{\bar{\theta}_i \in \Theta: R(\text{Sen}(\bar{\theta}_i))\}$的参数$\bar{\theta}_i$ 为模型关键参数,其中 R 为某一给定的选择准则。

假定 Θ 中的 s 个参数被选为关键参数,不妨记为$\bar{\theta}_1, \bar{\theta}_2, \cdots, \bar{\theta}_s$,将未选中的参数记为 $C(\theta_{s+1}), \cdots, C(\theta_m)$,则参数向量 Θ 可重新表示为

$$\overline{\Theta} = (\bar{\theta}_1, \bar{\theta}_2, \cdots, \bar{\theta}_s, C(\theta_{s+1}), \cdots, C(\theta_m)), \tag{5.6}$$

其中,$\bar{\theta}_1, \bar{\theta}_2, \cdots, \bar{\theta}_s$ 为变量,其最优取值待确定;而其余参数 $C(\theta_{s+1}), \cdots, C(\theta_m)$ 的取值均设置为标准参数值。

接下来,为了使模型在恰当参数取值下能够模拟临床脑电信号的某些特性,在选择关键参数后如何确定它们的最优取值则是又一个关键问题。基于此,本章设计了一种基于网格搜索与随机游走的模型参数自动估计方法,用于确定关键参数$\bar{\theta}_1, \bar{\theta}_2, \cdots, \bar{\theta}_s$ 的最优取值,优化目标为模型模拟输出与真实脑电信号在该特性的度量下尽可能相似。

给定脑电信号 X,按照公式(5.4)计算模型的模拟输出 $v(\overline{\Theta})$。采用移动窗分别将 S 与 $v(\overline{\Theta})$ 分为 K 个等长片段,并对每一片段计算动力学特征 F。记

$$F(X) = (F_1^X, F_2^X, \cdots, F_K^X)$$

与

$$F(v(\overline{\Theta})) = (F_1^v, F_2^v, \cdots, F_K^v)$$

分别为 X 与 $v(\overline{\Theta})$ 的特征向量。

令

$$P(X) = (P_1^X, P_2^X, \cdots, P_M^X) \tag{5.7}$$

与

$$P(v) = (P_1^v, P_2^v, \cdots, P_M^v) \tag{5.8}$$

为对应 $F(S)$ 与 $F(v(\overline{\Theta}))$ 的频率分布直方图,其中 M 表示频率直方图的组数。据此,定义误差函数为

$$E(v(\overline{\Theta})) = \sum_{m=1}^{M} (P_m^S - P_m^v)^2, \tag{5.9}$$

则通过优化该误差函数可得参数的最优取值为

$$v(\overline{\Theta}^*) = \text{argmin} E(v(\overline{\Theta}))。 \tag{5.10}$$

上述 D&F 模型关键参数的自动选择与估计方法的流程图(如图 5.3 所示),具体步骤可概括为算法 5.1。

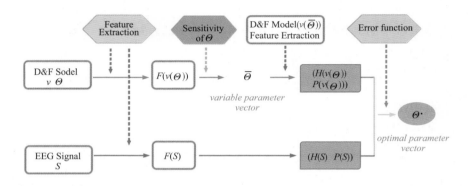

图 5.3　D&F 模型关键参数的自动选择与自动估计方法

算法 5.1(D&F 模型关键参数的自动选择与自动估计算法)

给定脑电信号 X,特征提取方法 F 以及 D&F 模型。

步骤 1:确定模型的关键参数向量 $\overline{\Theta}$。

for $i=1:m$,

1.1　在生理学范围内,随机生成一组参数向量 Θ 及其对应的增量向量 $\Delta_i\Theta$;

1.2　采用公式(5.4)计算 D&F 模型关于 Θ 和 $(\Theta+\Delta_i\Theta)$ 的模拟输出 $v(\Theta)$ 及 $v(\Theta+\Delta_i\Theta)$;

1.3　计算动力学特征 $F(v(\Theta))$ 和 $F(v(\Theta+\Delta_i\Theta))$;

1.4　采用公式(5.5)计算参数的敏感度 $Sen(\theta_i),i=1,\cdots,m$。

end

根据定义 5.3 以及公式(5.6)确定关键参数向量 $\overline{\Theta}$。

步骤 2:确定关键参数向量的最优取值 $\overline{\Theta}^*$。

2.1　采用公式(5.4)计算模型输出 $v(\overline{\Theta})$;

2.2　计算动力学特征 $F(X)$ 与 $F(v(\overline{\Theta}))$;

2.3　根据公式(5.7)—(5.9)计算误差函数 $E(\overline{\Theta})$;

2.4　求解最优化问题 $minE(\overline{\Theta})$,确定最优解 $\overline{\Theta}^*$。

注:采用公式(5.9)作为参数估计的目标函数蕴含着如下假设,即模型模拟输出信号与临床记录到的 AHE-EEG 信号在经过特征变换 F 的作用后,对应的

特征分布满足如下关系：

$$P(v) = P(x) + \epsilon, \tag{5.11}$$

其中，ϵ 为模型的残差项，我们在这里假设其满足高斯分布，即 $\epsilon \sim N(0, \sigma_2)$，则有：

$$P(v) \sim \prod_M p(P_m^v \mid \overline{\Theta}, \sigma) = \prod_M N(P_m^v \mid P_m^X(\overline{\Theta}^*), \sigma) \tag{5.12}$$

$$= \prod_M \frac{1}{\sqrt{(2\pi)}\sigma} e^{\frac{(P_m^X(\overline{\Theta}^*) - P_m^v)^2}{2\sigma^2}} 。 \tag{5.13}$$

采用最大似然估计对其参数 $\overline{\Theta}$ 进行估计，可等价为最小化公式(5.9)。

5.1.3　数值实验结果与分析

本章数值实验中所采用的脑电数据库为 Bonn 脑电数据库与 CHB-MIT 脑电数据库（具体描述可见第 4 章）。

1. 模型参数自动选择与自动估计方法的性能验证

本小节分别对所提模型关键参数自动选择方法与模型关键参数自动估计方法的性能进行验证。数值实验采用 $N = 2$ 的 D&F 模型作为基本计算模型，其对应的微分方程见公式(5.14)。

$$\ddot{v}_1(t) = AaS(wv_2(t) + (1-w)v_6(t) - wv_3(t) - (1-w)v_4(t)) - 2a\dot{v}_1(t) - a^2 v_1(t);$$

$$\ddot{v}_2(t) = Aa[p(t) - C_2 S(C_1(wv_1(t) + (1-w)v_5(t)))] - 2a\dot{v}_2(t) - a^2 v_2(t);$$

$$\ddot{v}_3(t) = BbC_4 S(C_3(wv_1(t) + (1-w)v_5(t))) - 2b\dot{v}_3(t) - b^2 v_3(t);$$

$$\ddot{v}_4(t) = B'b'C_4 S(C_3(wv_1(t) + (1-w)v_5(t))) - 2b'\dot{v}_4(t) - b'^2 v_4(t);$$

$$\ddot{v}_5(t) = A'a'S(wv_2(t) + (1-w)v_6(t) - wv_3(t) - (1-w)v_4(t)) - 2a'\dot{v}_5(t) - a'^2 v_5(t);$$

$$\ddot{v}_6(t) = A'a'[p(t) - C_2 S(C_1(wv_1(t) + (1-w)v_5(t)))] - 2a'\dot{v}_6(t) - a'^2 v_6(t)。 \tag{5.14}$$

模型的最终输出为

$$v(\Theta) = w(v_2 - v_3) + (1-w)(v_6 - v_4),$$

其中

$$\Theta=(A,a,B,b,A',a',B',b',e_0,r,v_0,C,w)$$

为模型参数向量。

图 5.4 展示了 D&F 模型分别在"无子群（$N=0$）""二子群（$N=2$）"两种情形下，以及对应不同参数取值下的模拟输出。需要指出的是，$N=0$ 的 D&F 模型即为 J&R 模型。从图 5.4 中可以观测到，相比于 J&R 模型的模拟输出（如图 5.4(a) 与(b)所示），图 5.4(c) 的波形中有着更为明显的类棘波放电形态。此时 D&F 模型中两个子群的参数设置分别与图 5.4(a)与(b)中的参数设置一致，且两个子群的贡献度相同（$w=0.5$）。当两个子群贡献度不一致（取 $w=0.9$）时，D&F 模型能够模拟产生缓慢的节律性放电（如图 5.4(d)所示）。上述实验结果验证了模型中子群的存在对于模拟放电行为的多样性具有重要作用。

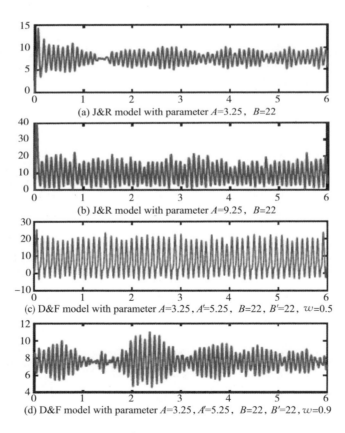

(a) J&R model with parameter $A=3.25$，$B=22$

(b) J&R model with parameter $A=9.25$，$B=22$

(c) D&F model with parameter $A=3.25$，$A'=5.25$，$B=22$，$B'=22$，$w=0.5$

(d) D&F model with parameter $A=3.25$，$A'=5.25$，$B=22$，$B'=22$，$w=0.9$

图 5.4　J&R 模型与 D&F 模型在不同参数设置下的模拟输出

(1)模型关键参数自动选择方法的有效性分析

首先采用均匀分布在区间 $U[c_i,d_i]$ 和 $U[c_i*r,d_i*r]$ 中生成参数向量 $\Theta=\{\theta_i\}_{i=1}^{13}$ 及对应增量 $\Delta\theta_i$。其中,(c_i,d_i) 由每一参数所对应的生理取值范围确定,并令 $r=0.1$。重复上述过程 100 次,于是可得 100 组的参数向量 Θ 及其增量 $\Delta\theta_i$。

接下来,根据上述所生成的 Θ 及 $\Theta+\Delta_i\Theta$,采用公式(5.14)分别计算出对应的模型输出。同时,采用样本熵作为非线性动力学特征 F,并结合公式(5.5)计算所有参数的敏感性度量指标,结果如表 5.2 所列。

表 5.2　模型参数的敏感性度量指标

参数	Sen	ERS	参数	Sen	ERS
A	0.2413	49.87%	a'	0.0315	0.42%
B	-0.3377	100%	b'	-0.0322	0.45%
a	0.1076	8.83%	C	-0.1131	9.86%
b	-0.0782	4.30%	e_0	-0.0854	5.26%
A'	0.2481	52.76%	r	0.0103	0
B'	-0.2029	38.61%	v_0	0.0372	0.68%
w	-0.0393	0.78%			

为了进一步确定关键参数的选择准则 R,我们先来定义参数 θ_i 的敏感度能量比(energy ratio of sensitivity,ERS),即

$$ERS_i=\frac{NS_i^2}{\max\limits_i\{NS_i^2\}},\tag{5.15}$$

其中称

$$NS_i^2=\left[\frac{|\operatorname{Sen}(\theta_i)|-\min\limits_i\{|\operatorname{Sen}(\theta_i)|\}}{\max\limits_i\{|\operatorname{Sen}(\theta_i)|\}-\min\limits_i\{|\operatorname{Sen}(\theta_i)|\}}\right]^2$$

为敏感度能量。显然,ERS_i 表示参数 θ_i 的敏感度能量占所有参数最大能量的百分比,用以衡量每个参数的相对重要程度。此外,若系统中的可变参数过少,则难以模拟尽可能多的放电活动;而可变参数过多,又会导致系统的"不可辨识性"。因此本章最终以所有 ERS_i 的 75% 分位数(记为 Q_3)为基准来选择"关键参数",即满足

$$\overline{\Theta}=\{\theta_i:ERS_i\geqslant Q_3,i=1,\cdots,13\}。$$

从表 5.4 所列的计算结果可以看出,根据上述准则,最终选择到的关键参数向量为

$$\Theta = \{A, B, A', B'\}.$$

(2)模型关键参数自动估计方法的有效性分析

根据上一小节的结果,所选择的关键参数为 $\overline{\Theta} = \{A, B, A', B'\}$。鉴于 A 与 A'、B 与 B' 在生理意义上的相似性,下面我们仅考虑 A, B 为模型参数变量,提出一种基于网格搜索策略与随机游走算法的模型参数自动估计方法,用以求得 A, B 的最优取值(记为 A^*, B^*)。根据已有的生理实验结果,令参数空间 $A \times B \in [0, 30] \times [20, 50]$。具体步骤可总结为算法 5.2。

算法 5.2(GS-RWO 算法)

给定阈值 ϵ_0,游走次数 N。

步骤 1:采用网格搜索策略来确定随机游走搜索算法的初始点 P_0。

1.1 将参数空间按步长 0.25 划分网格,则共得 120×120 个网格;

1.2 针对每一个网格点 $(A_i, B_j)(i=1, \cdots, 120; j=1, \cdots, 120)$,按照公式 (5.7)—(5.9)计算误差 $E_{ij} = E(A_i, B_j)$;

1.3 选择最小误差对应的网格点,并将其作为随机游走优化算法的初始点,记为 $P_0 = (A_0, B_0) = \mathrm{argmin} E_{ij}$。

步骤 2:采用随机游走算法确定参数的最优取值 A^*, B^*。

2.1 令当前游走次数为 k,游走步长为 ϵ。若 $k < N$,按照均匀分布 $U \sim (-1, 1)$ 生成二维随机向量 $u = (u_1, u_2)$。

2.2 对 u 进行标准化处理,$\overline{u}_i = \dfrac{u_i}{\sqrt{\sum\limits_{i=1}^{2} u_i^2}}, i = 1, 2$。

2.3 令 $P_{new} = P_0 + \epsilon \times u$。分别计算 P_0, P_{new} 处的误差值 $E_{P_0}, E_{P_{new}}$,若 $E_{P_{new}} < E_{P_0}$,则令 $P_0 \doteq P_{new}$,且置 $k=1$,返回步骤 1;否则,令 $P_0 \doteq P_0, k := k+1$,返回步骤 2.1。

2.4 若 $k = N$,且 $\epsilon \leqslant \epsilon_0$,则令当前 P_{new} 为找到的最优解,结束;若 $k = N$,且 $\epsilon > \epsilon_0$,则令 $\epsilon \doteq \dfrac{\epsilon}{2}$ 并返回步骤 2.1,开始新一轮的随机游走。

下面以参数 A 为例,分析上述模型关键参数自动选择与估计方法的性能表

现。一方面,在参数 A 的合理取值范围 $[0, 30]$ 内生成一组随机数,作为参数 A 的一组基准值(如图 5.5(a) 中蓝色实线所示);另一方面,给定 A 为基准值并取其他参数为标准值,则根据公式 (5.14) 计算可得一组模拟脑电信号。针对该组模拟信号,采用上述所提出的模型参数自动估计方法,对应可得参数 A 的一组最优估计值(如图 5.5(a) 中红色曲线所示)。图 5.5(b) 展示了当 A 取基准值为 7.9 (对应于图 5.5(a) 中蓝色十字点)时的模拟脑电信号;同时经计算,A 的最优估计取值为 8.5(对应于图 5.5(a) 中的红色十字点),其所对应的模拟脑电信号如图 5.5(c) 所示。通过观察可以看出,不仅参数基准值与参数估计值具有较高的吻合度,而且其所对应的模型模拟脑电信号亦表现十分相似。这在一定程度上说明了所提参数自动估计方法的有效性。

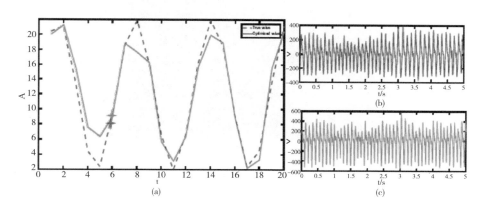

图 5.5　A 的"基准(ground truth)"值与采用 GS-RWO 得到的估计值间的比较

在上述所提出的参数自动选择与估计方法中,所采用的动力学特征为样本熵,那么另一个值得关注的问题是模型参数与样本熵之间的关系如何。下面我们将分别从模拟脑电信号(模型输出)与真实脑电信号两个方面,对模型参数与样本熵间的关系进行研究。

根据所提出的模型参数自动选择方法可知,最终得到的关键参数向量是基于样本熵特征所确定,即相比其他模型参数,参数 $A, B(A', B')$ 对于样本熵值的影响更大。针对模型输出,图 5.6 展示了参数 A, B 取值对其样本熵值的影响。从图中可以看出,当参数 A 增大同时 B 减小时,样本熵的值趋于越来越小。由于 A 与 B 分别对应着兴奋性与抑制性神经元集群的突触增益[49],样本熵又是刻画系统复杂性的有效度量。因此上述现象就意味着,当系统中兴奋与抑制的失衡增加时,信号的复杂度降低。这一结果显然符合癫痫产生的神经生理学机制[18];反过来也从生理学意义上给予一定程度的解释,为什么样本熵能够作为区分发作脑电和未发作脑电的一类癫痫脑电特征。

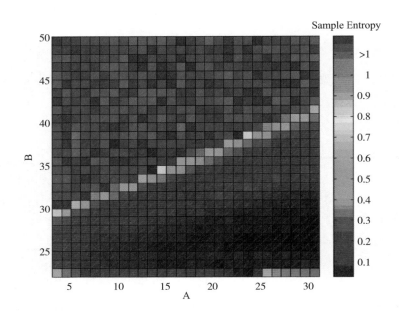

图 5.6 参数 A,B 对样本熵的影响(针对模拟脑电信号)

在上述工作的基础上,我们进一步探索:针对真实脑电信号,模型参数与其样本熵之间是否仍然满足类似的关系。首先,从 CHB-MIT 患者的脑电记录中随机选择 48 个脑电片段(包含 24 个发作前片段与 24 个发作期片段),每个片段时长为 4s;其次,计算每个片段的样本熵频率直方图(SE-FH),进而采用 GS-RWO 算法估计参数最优取值 A^*,B^*。

针对真实脑电信号,图 5.7 展示了参数最优取值 A^*,B^* 与样本熵之间的关系。图 5.7(a)中的 48 个网格点对应 48 个脑电片段,其中蓝色网格点对应发作前脑电片段,红色网格点对应发作脑电片段。每个网格点的位置由所对应脑电片段估计得到的 A^*,B^* 确定,其中每个网格点上标注的数字为对应脑电片段样本熵频率直方图的均值。在上述所有网格点中,分别选取一个蓝色点和一个红色点(图 5.7(a)中用蓝色和红色虚线框标记)。图 5.7(b)描绘了蓝色点所对应的发作前脑电片段及其样本熵频率直方图,图 5.7(c)描绘了红色点所对应的发作脑电片段及其样本熵频率直方图。从图中可以观测到,发作前脑电片段整体位于图中左上方(对应较小的 A 和较大的 B),且具有较大的平均样本熵值;而发作脑电片段则整体位于图中右下方(对应较大的 A 和较小的 B),且具有较小的平均样本熵值。尽管这两种类型得到的估计参数有所重叠,但仍可以看出相对明晰的趋势:当参数 A 增加同时 B 减小时,意味着神经系统兴奋性增加同时抑制性降低,脑电信号越来越趋于发作的表现。这种神经系统兴奋与抑制的非平衡性与文献[18]中阐述的造成癫痫发作的内在生理机制是一致的。

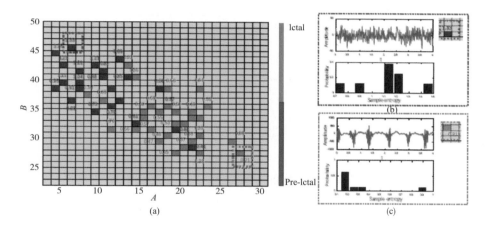

图 5.7 参数 A,B 与样本熵之间的关系(针对真实脑电信号)

2. 基于 D&F 模型的癫痫性发作早期检测方法及其性能验证

本小节首先采用 Bonn 脑电数据库,验证所选择的关键参数用于区分发作脑电与发作间歇期脑电的有效性。随机选取 30 个发作间歇期脑电信号(源自数据集 F)以及 30 个发作脑电信号(源自数据集 S);针对每一脑电信号,采用移动窗将其分解为时长 1s 的若干脑电片段;针对每一脑电片段,采用所提方法获得最优参数向量,分别记为 $\overline{\Theta}_F^*$ 与 $\overline{\Theta}_S^*$。图 5.8 分别展示了参数 (A_F, B_F) 及 (A_S, B_S) 的估计值的箱线图。从图中可以显然观测到,兴奋性参数 A 和抑制性参数 B 均能有效区分癫痫发作期与发作间歇期。

接下来,采用 CHB-MIT 脑电数据库,分析验证所提方法在癫痫发作早期检

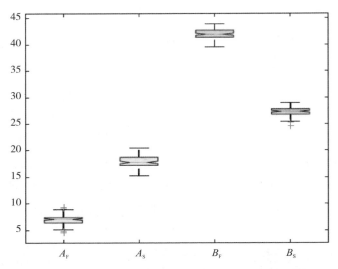

图 5.8　参数 A 与 B 最优估计值的箱线图

（由 Bonn 数据集 F 与 S 确定）

测中的性能表现。首先在 CHB-MIT 数据库中选择 8 个患者，这些患者的癫痫发作起始导联均已标记。[19]每一患者相关信息如表 5.3 所列，包括发作起始导联、发作脑电、发作起始点、发作时长、脑电记录时长等。

　　根据前面所述，发作早期检测的主要目标在于寻找电生理异常的起始点到临床症状异常的起始点（即看作医师标记的发作起始点）之间的时间窗。因此，该时间窗是否能通过模型参数被找到，以及如何标记时间窗的起始点并将其作为发作早期检测点，则是验证所提方法性能的关键点。为不引起混淆，本章将早期检测点称为"发作预警时间"。

表 5.3　CHB-MIT 中 8 位患者的相关信息以及早期检测的结果

患者	发作通道	发作脑电	发作起始点	发作时长	发作预警时间	早期检测时长	脑电记录时长	每小时错误检测率
1	T8-P8	$chb01_{03}$	2996s	40s	2884s	12s	5h	0.2
		$chb01_{04}$	1467s	27s	1461s	6s		
		$chb01_{15}$	1732s	40s	1731s	1s		
		$chb01_{16}$	1015s	51s	1014s	1s		
		$chb01_{18}$	1720s	90s	1719	1s		

患者	发作通道	发作脑电	发作起始点	发作时长	发作预警时间	早期检测时长	脑电记录时长	每小时错误检测率
2	T8-P8	chb02$_{16}$	2972s	81s	2963s	9s	2h	0
		chb02$_{19}$	3369s	9s	3360s	9s		
3	T7-P7	chb03$_{01}$	362s	52s	352s	10s	5h	0
		chb03$_{02}$	731s	65s	720s	11s		
		chb03$_{03}$	432s	69s	420s	12s		
		chb03$_{04}$	2162s	52s	2158s	4s		
		chb03$_{34}$	1982s	47s	1968s	14s		
4	T7-P7	chb04$_{05}$	7804s	49s	7881s	3s	3h	0
		chb04$_{08}$	6446s	111s	6438s	8s		
		chb04$_{28}$	1679s	102s	1669s	10s		
5	F7-T7	chb05$_{06}$	417s	115s	406s	11s	4h	0
		chb05$_{13}$	1086s	110s	1074s	12s		
		chb05$_{16}$	2317s	96s	2309s	8s		
		chb05$_{17}$	2451s	66s	2441s	10s		
8	T7-P7	chb08$_{02}$	2670s	171s	2661s	9s	4h	0.25
		chb08$_{05}$	2856s	190s	2843s	13s		
		chb08$_{11}$	2988s	134s	2994s	4s		
		chb08$_{13}$	2417s	160s	2406s	11s		
9	F7-T7	chb09$_{06}$	12231s	64s	12225s	6s	3h	0
		chb09$_{08}$	2051s	79s	2045s	6s		
		chb09$_{19}$	5299s	62s	5292s	7s		
10	T7-P7	chb10$_{12}$	6313s	35s	6310s	3s	5h	0.4
		chb10$_{20}$	6888s	70s	6878s	10s		
		chb10$_{27}$	2382s	65s	2377s	7s		
		chb10$_{30}$	3021s	58s	3017s	4s		
		chb10$_{38}$	4618s	89s	4611s	7s		

在数值实验中,针对 8 位患者的每一次发作,本章将数据中所标记发作起始点的前 20s 片段视为发作前脑电,并将其与之后紧连着的发作脑电共同构成实验中所用的一段脑电数据。首先,采用 4s 移动窗(3s 重叠)将对应的脑电数据分割为等长脑电片段;其次,对每一片段计算其特征 SE-FH,并估计模型参数的最优取值。图 5.9 展示了来自"病患 1"的 40s 脑电数据,包括 20s 发作前脑电与

20s 发作脑电，以及相应的参数估计的结果。从图 5.9 中我们可以观测到，从发作前到发作中，模型参数 A,B,A',B' 均呈现出较明显的变化趋势。这说明所选择的模型关键参数能够用于癫痫发作的早期检测。此外，我们还观测到：大约 2993s 时，模型参数 A 有明显的上升趋势，而几乎在同一时刻参数 B 有明显的下降趋势，且 A 与 B 间差异性递减并于 5s 后达到暂时的稳定状态。基于这一发现，本章定义一个新的指标

$$I(A,B)=\frac{(A-B)^2}{B}, \tag{5.16}$$

用以度量参数 A 与 B 间的差异性，并将其命名为早期检测的综合指标。

根据上述综合指标，我们进一步完成发作预警时间的自动标注。首先，针对每一患者，从其脑电数据中选择一段不包含任何发作的脑电记录（大约时长为

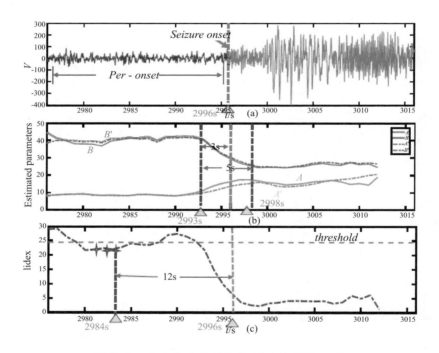

图 5.9　癫痫性发作早期检测的结果展示图

（a）来自"病患 1"的 40s 脑电数据，包括 20s 发作前脑电与 20s 发作脑电；

（b）估计的参数最优取值序列 $\{A\},\{A'\},\{B\},\{B'\}$；

（c）指标序列 $\{I(A,B)\}$ 以及确定的发作起始点

1h），并采用 4s 移动窗（不含重叠）对其进行分段处理；然后，从中选择出 200 个不包含痫样波的非连续脑电片段，并将其定义为该患者的"正常脑电片段"；接下来，同样采用上述步骤估计每一正常脑电片段的参数 $A_{\text{Normal},j}$ 与 $B_{\text{Normal},j}$（$j=1$，$\cdots$，200），并按照公式(5.16)计算对应的指标值 $\{I_{\text{Normal},j}\}_{j=1}^{200}$。定义其均值为检测阈值，记为 $\lambda=\text{mean}(\{I_{\text{Normal},j}\}_{j=1}^{200})$。对于给定的 K 个脑电片段序列，记得到的最优参数向量序列为 $\{(A_k^*, B_k^*)\}_{k=1}^{K}$，指标序列为 $\{I_k=I(A_k^*, B_k^*)\}_{k=1}^{K}$，则本章定义其发作起始点，记为 SP，满足如下条件

$$SP=\min_{3\leqslant k\leqslant K}\{k: I_{k-2}\leqslant\lambda, I_{k-1}\leqslant\lambda, I_k\leqslant\lambda\}.$$

图 5.9(c)中给出了对应图 5.9(a)的指标序列以及确定的发作起始点 $SP=$ 2984s，而称 SP 与医生标记的发作起始点间的时间间隔为早期检测期（Early detected period，早于医生标记发作起始点的时长）。

采用上述方法对 8 个患者每一次发作均可得到对应的发作预警时间（Alarming time，即电生理下的发作起始点）以及早期检测期，如表 5.3 所列。从表中可以观测到采用所提方法得到的发作预警时间均早于医生标记发作起始点，且其中有 11 次发作的早期检测期大于 6s。这些结果从一定程度说明了所提方法的有效性。图 5.10—5.12 分别展示了对应于"病患 2,3,5"的早期检测结果。其中，图 5.10—5.12(a)显示了 3 个患者的脑电片段，均包含 20s 的发作前脑电，发作脑电的时长分别为 9s,20s,20s。按照文献[19]对每一片段的发作起始点（医师标记的起始点）进行标记。图 5.10—5.12(b)显示了采用所提方法得到的预警时间，并对每一片段标记出了对应的早期检测期。所有的结果均表明所提方法在癫痫性发作早期检测中的良好性能。

最后，本章对所提方法与其他已有方法的性能进行比较。为了比较的合理性，仅与早期检测期被给出的方法进行比较，比较指标包括"早期检测敏感度（detection sensitivity，%）、每小时的错误检测率（FPR,/h）、早期检测期（detection period,s）"，相关定义如下

$$检测敏感度=\frac{TP}{TP+FN},$$

$$错误检测率=\frac{FP}{\text{Recording length}},$$

早期检测期＝所有发作的平均早期检测期。

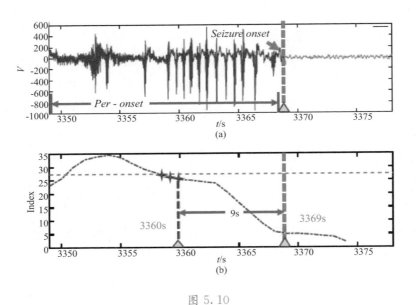

图 5.10

（a）来自"patient 2"的 29s 的脑电信号,其中包含 20s 的

发作前期与 9s 的发作期;（b）对应的指标序列以及早期检测期

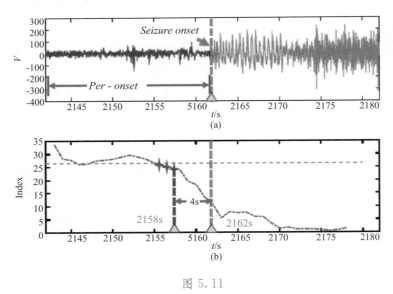

图 5.11

（a）来自"patient 3"的 40s 的脑电信号,其中包含 20s 的

发作前期与 20s 的发作期;（b）对应的指标序列以及早期检测期

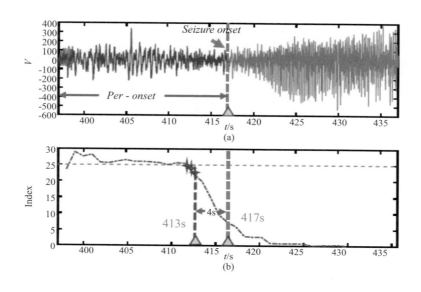

图 5.12

（a）来自"patient 5"的 40s 的脑电信号，其中包含 20s 的
发作前期与 9s 的发作期；（b）对应的指标序列以及早期检测期

其中，TP 表示检测的真阳性，即发作片段被正确检测为发作的个数；FN 表
示检测的假阴性，即发作片段被错误检测为非发作的个数；"Recording length"为
每个患者脑电记录的时长。表 5.3 最后一列展示了每个患者对应的 FPR。比较
结果如表 5.4 所列，从表 5.4 中我们可以观测到：①所提方法的平均检测敏感度

表 5.4　所提方法与其他已有方法的性能比较

Authors	Sensitivity(%)	FPR(/h)	Detection period(s)
Qu and Gotman[20]	100	0.37	−9.6
Osrio et al. [21]	100	0	−2.1
Grewal and Gotman[22]	89.4	0.22	−17.1
Gardner et al. [23]	97.1	1.56	7.58
Aarabi et al. [24]	98.7	0.27	−11
Zhang et al. [60]	98.8	0.24	−10.8
Gatien Hocepied et al. [18]	96.0	0.14	−14.3
	100	0.10	7.71

为 100%，表明所有发作均被成功检测；②所提方法的平均 FPR 为 0.1 次，表明每小时发生错误检测的次数约为 0.1；③所提方法的早期检测期为 7.71s，表明所有发作能够在专家标记的发作起始点前 7.71s 被检测出。通过与其他已有的七种方法进行比较，可以观测到只有两种方法在一定意义上真正实现了发作的早期检测（Gardner 等人的工作[23]以及本章所提方法）。但在 Gardner 等人的工作中，检测的漏检率（2.9%）以及平均错误检测率（每小时 1.56 次）远大于我们所提方法。

5.2　癫痫发作的过程追踪方法

目前关于癫痫发作过程追踪的研究相对较少，且已有方法大多将其建模为一个分类问题，认为患者癫痫发作过程中的脑电记录主要由三个离散的状态构成（癫痫发作前脑电、发作中脑电、发作后脑电），进而从脑电中提取相应特征并结合分类器完成对三个状态的识别。显然，此类方法难以捕捉不同放电状态间的演化细节。此外，一次完整的癫痫性发作本质是由"发作前－电生理的异常临床症状出现－临床中的发作－临床症状消失－电生理的异常恢复（发作后）"构成的同一个连续过程，如图 5.13 所示。已有的癫痫性发作过程追踪方法无法解释癫痫脑电是如何从电生理异常开始逐渐演变为有明显症状出现的临床发作，同时也无法解释发作过程的脑电是如何逐渐恢复至电生理下的正常状态进而临床症状逐渐消失。基于此，本章将探究从电生理异常开始演化至有明显临床症状的发作，以及从发作开始演化至电生理异常恢复这两个时期，以期对癫痫性发作的整个历程进行完整追踪。本章将其称为"癫痫发作的过程追踪"。

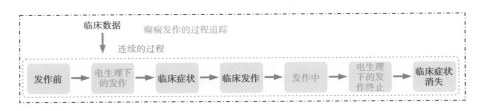

图 5.13　癫痫发作的过程追踪

为了有效实现对癫痫发作的过程追踪，我们仍采用模型与数据共同驱动的研究思路。一方面,通过刻画模型关键参数的变化趋势,并将其对应于整个发作过程中癫痫病理机制的直观描述和解释以进一步了解癫痫的发展与演化;另一方面,结合临床脑电数据中所蕴含的丰富病理信息,实现对模型关键参数的自动估计。在上述思想的指导下,本节提出了一种新的神经集群模型——TD-W-SP模型,并据此构建了一种基于 TD-W-SP 模型的癫痫性发作过程追踪方法。首先基于癫痫发病机理,分别考虑锥体神经元集群的响应差异,集群间连接的时间延迟及子群的作用,并将上述三个机制融入 Wendling 模型,提出一个具有子群的时延 Wendling 模型,即 TD-W-SP 模型;其次,基于遗传算法,并结合所提 TD-W-SP 模型与信号的两个非线性动力学特征设计了 TD-W-SP 模型的参数自动估计方法;进而根据所估计的参数,设计实现发作过程追踪的综合指标以及追踪准则,并据此提出了一种基于 TD-W-SP 模型的癫痫性发作过程追踪方法;最后,采用 CHB-MIT 公开脑电数据集,通过数值实验对所提追踪方法的有效性进行了系统验证。

5.2.1　模型的构建

2002 年,Wendling 等人根据相关生理学发现,对 J&R 模型进行了改进,提出了用于研究 γ 波段放电活动的神经集群模型(简称为 Wendling 模型)。该模型的提出在很大程度上促进了神经集群模型的研究与发展。相比经典的 J&R 模型,尽管 Wenling 模型中加入了一个新的神经元集群 $GABA_{A,\,fast}$(I_2),但并没有考虑由此而导致的锥体神经元集群 PY 的响应函数也应该发生相的改变;此外,文献[28]中指出神经元信号传输的时间延迟是产生癫痫的一个重要原因,文献[17]中指出当集群被进一步分割为多个拥有不同动力学特性的子群时,模型能够更有效地捕捉神经系统放电活动的多样性。[17]而 Wendling 模型在建模过程中也未考虑到子群的作用。基于上述发现,为了使得模型在产生痫样活动方面具有更大的灵活性,我们对 Wendling 模型集群内部的计算模块(卷积模块与 sigmoid 模块)重新考虑,分别从三个角度对 Wenling 模型进行改进,提出一个新的具有子群的时延 Wendling 模型(time-delay Wendling model with sub-populations,TD-W-SP 模型)。

(1)考虑锥体神经元集群的不同响应

集群模型中,锥体神经元集群可以看作信息接收、处理、传递的枢纽。原始的 Wendling 模型采用同一响应函数对集群 I_1 与 I_2 发生作用,如图 5.14 所示,从图中可以看出,到达 PY 的信息是由同一函数 $h_e(t)=Aate^{-at}$ 的作用后传入集群 I_1 与 I_2 的。考虑两种抑制性集群性质上的差异性,本章假设 PY 按照不同的方式影响 I_1 与 I_2,即到达集群 PY 的信息在传入集群 I_1 与 I_2 前经过了不同响应函数的处理。基于此,我们重新定义集群 PY 内的计算模块如下:

$$h_e^{PY}(t)=\begin{cases} Aate^{-at}, & \text{若 PY}\rightarrow\text{E}/I_1, \\ A'a'te^{-a't}, & \text{若 PY}\rightarrow I_2。 \end{cases} \tag{5.17}$$

在新的响应函数中,两种不同情形 PY$\rightarrow$E/I_1 与 PY$\rightarrow$$I_2$ 分别对应着不同的参数 (A,a) 与 (A',a')。图 5.15 展示了 PY 中新的计算模块。

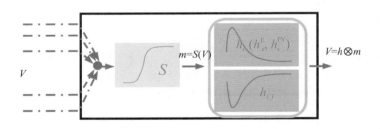

图 5.14　Wendling 模型中每一集群的计算模块

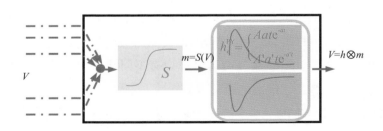

图 5.15　PY 中新的计算模块

(2)考虑集群间的时间延迟

在文献[28]中,Geng 等人指出在 Wendling 模型的抑制反馈回路中加入时间延迟项有助于模拟包括 α 波与癫痫棘波在内的多种类型的脑电活动,并据此

说明信号传输过程中的时间延迟可能是促使癫痫电活动产生的一个重要因素。源于该工作,并且进一步考虑到兴奋性集群与抑制性集群间平衡性的破坏是产生癫痫的重要机制之一,我们在兴奋与抑制反馈回路分别增加延迟项 τ_a 与 τ_b。据此,重新定义集群 E 与 I_1 内的计算模块 $h_e^E(t)$ 与 $h_i(t)$ 分别如下:

$$h_e^E(t)=\delta(t-\tau_a)Aate^{-at}, \tag{5.18}$$

$$h_i(t)=\delta(t-\tau_b)Bbte^{-bt}, \tag{5.19}$$

$$t\geqslant0,\tau\geqslant0。 \tag{5.20}$$

其中,τ_a 与 τ_b 分别代表集群 PY 的信息在传入集群 E 与集群 I_1 时反馈回路上存在的传输延迟。图 5.16 展示了 E 与 I_1 中新的计算模块。

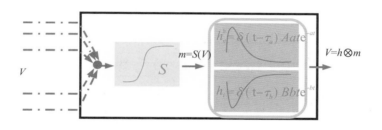

图 5.16　E 与 I_1 中新的时间延迟计算模块

注:需要指出的是,响应函数 h 中参数 a 与 b 反映的是集群内部的性质。这两个参数分别代表同一集群内神经元细胞膜时间常数与神经元间相互连接的树突网上存在的时间延迟。与之不同的是,τ_a 与 τ_b 所代表的时间延迟主要存在于集群连接间,它们主要刻画集群间信号的传递。

(3)考虑子群的作用

文献[17]指出,在同一集群中的神经元对同一刺激也可以产生不同的响应,并证明当 J&R 模型中的每一集群分割为 N 个拥有不同动力学特性的子群时,模型能够捕捉更复杂的神经系统电活动。基于这一认识,进一步将每个子群分割为 N 个平行分布且拥有不同动力学特性的子群,如图 5.17 所示。假定每一个子群的输出为 $v_1,v_2,\cdots,v_N$ 且每个子群在该集群中的贡献度不同,由不同的权重 $w_1,w_2,\cdots,w_N$ 来表示,则该集群的最终输出为每个子群输出的加权和,即

$$v=w_1v_1+w_2v_2+\cdots+w_Nv_N。 \tag{5.21}$$

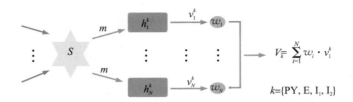

图 5.17 每一集群中 N 个并行排列的子群

将公式(5.17)—(5.21)融入原始的 Wendling 模型,即可得 TD-W-SP 模型的完整数学表达。图 5.18 展示了 TD-W-SP 模型(在 $N=2$ 时)的拓扑结构,对应的数学刻画由公式(5.22)中的微分方程组表示。

$$\ddot{v}_1(t) = AaS(wv_2(t-\tau_a) + (1-w)v_8(t-\tau_a) - wv_3(t-\tau_b) - (1-w)v_9(t-\tau_b) - wv_6(t))(-(1-w)v_{12}(t)) - 2a\dot{v}_1(t) - a^2v_1(t);$$

$$\ddot{v}_2(t) = AaC_2S(C1(wv_1(t) + (1-w)v_7(t))) - 2a\dot{v}_2(t) - a^2v_2(t) + Aap(t);$$

$$\ddot{v}_3(t) = BbC_4S(C_3(wv_1(t) + (1-w)v_7(t))) - 2bv_3(t) - b^2v_3(t);$$

$$\ddot{v}_4(t) = A'a'S(wv_2(t-\tau_a) + (1-w)v_8(t-\tau_a) - wv_3(t-\tau_b) - (1-w)v_9(t-\tau_b) - wv_6(t))(-(1-w)v_{12}(t)) - 2a'v_4(t) - a'^2v_4(t);$$

$$\ddot{v}_5(t) = BbC_6S(C_3(wv_1(t) + (1-w)v_7(t))) - 2bv_5(t) - b^2v_5(t);$$

$$\ddot{v}_6(t) = C_7S(wv_4(t) + (1-w)v_{10}(t) - wv_5(t) - (1-w)v_{11}(t)) - 2g\dot{v}_6(t) - g^2v_6(t);$$

$$\ddot{v}_7(t) = A_1a_1S(wv_2(t-\tau_a) + (1-w)v_8(t-\tau_a) - wv_3(t-\tau_b) - (1-w)v_9(t-\tau_b) - wv_6(t))(-(1-w)v_{12}(t)) - 2a_1\dot{v}_7(t) - a_1^2v_7(t);$$

$$\ddot{v}_8(t) = A_1a_1C_2S(C_1(wv_1(t) + (1-w)v_7(t))) - 2a_1v_8(t) - a_1^2v_8(t) + A_1a_1p(t);$$

$$\ddot{v}_9(t) = B_1b_1C_4S(C_3(wv_1(t) + (1-w)v_7(t))) - 2b_1v_9(t) - b_1^2v_9(t);$$

$$\ddot{v}_{10}(t) = A'_1a'_1S(wv_2(t-\tau_a) + (1-w)v_8(t-\tau_a) - wv_3(t-\tau_b) - (1-w)v_9(t-\tau_b) - wv_6(t))(-(1-w)v_{12}(t)) - 2a'_1\dot{v}_{10}(t) - a_1'^2v_{10}(t);$$

$$\ddot{v}_{11}(t) = B_1b_1C_6S(C_3(wv_1(t) + (1-w)v_7(t))) - 2b_1\dot{v}_{11}(t) - b_1^2v_{11}(t);$$

$$\ddot{v}_{12}(t) = G_1g_1C_7S(wv_4(t) + (1-w)v_{10}(t) - wv_5(t) - (1-w)v_{11}(t)) - 2g_1$$

$$\dot{v}_{12}(t) - g_1^2 v_{12}(t)。 \tag{5.22}$$

TD-W-SP 模型的最终输出为两个兴奋性神经元子群膜电位(v_2, v_8)与四个抑制性神经元子群膜电位(v_3, v_9, v_6, v_{12})的加权和

$$v = wv_2(t - \tau_a) + (1-w)v_8(t - \tau_a) - wv_3(t - \tau_b) - (1-w)v_9(t - \tau_b) - wv_6$$
$$- (1-w)v_{12}。$$

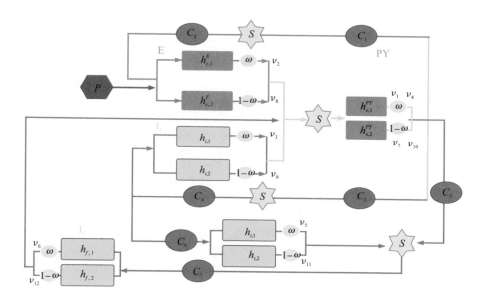

图 5.18　TD-W-SP 在 $N=2$ 时的模型拓扑图

5.2.2　模型关键参数的自动估计

本小节介绍 TD-W-SP 模型参数的自动估计方法(MTM-F-GA)。主要思路可概括如下:采用非线性动力学分析从脑电信号输出中提取两个非线性动力学特征——功率谱与分形维数,并结合余弦相似性度量构建临床 EEG 与模型模拟输出间的误差函数,进而通过遗传算法极小化该误差函数以确定模型参数的最优取值。

癫痫发作时脑电中多为高频高幅的痫样波,此时脑电功率显著增大。同时,文献[25]指出癫痫发作过程中能量发生变化的主要频率段为$[0,30]$Hz。因此,将$[0,30]$Hz范围内的脑电信号功率谱作为第二个非线性动力学特征,记为 F_1。

具体地，给定信号 $S=\{s(1),s(2),\cdots,s(N)\}$，采用多窗谱分析（multi-taper analysis）方法计算脑电信号的功率谱 $\hat{S}(f)$ 如下：

$$\hat{S}(f) = \frac{1}{K} \sum_{0}^{K-1} \hat{S}_k(f), \tag{5.23}$$

$$\hat{S}_k(f) = \frac{1}{N\Delta t}[J_k(f)]^2, \tag{5.24}$$

$$J_k(f) = \sum_{t=1}^{N} h_{t,k} x(t) e^{-i2\pi f\Delta}. \tag{5.25}$$

其中，$f\in[0,30]$，Δt 为采样的时间间隔，$\{h_{t,k}\}$ 为第 k 个谱估计 $\hat{S}_k(f)$ 的 taper 序列，K 为多窗谱分析的阶数。图 5.19(a) 展示了发作前、发作中与发作后脑电片段的功率谱。从图 5.19(a) 中可以观察到，所提特征 F_1 能够区分癫痫发作的三种不同状态。此外，基于发作间歇期脑电的复杂性高于发作期，本章采用文献[26]中的方法计算脑电信号的分形维数，并将其作为第二个非线性动力学特征。图 5.19(b) 展示了发作前、发作中与发作后脑电片段的分形维数。从图中可以观测到，所提特征 F_2 也能够有效区分癫痫发作的三种不同状态。将两种特征合并得到融合特征，并记为 $F=(F_1^{\mathrm{T}}, F_2^{\mathrm{T}})^{\mathrm{T}}$。

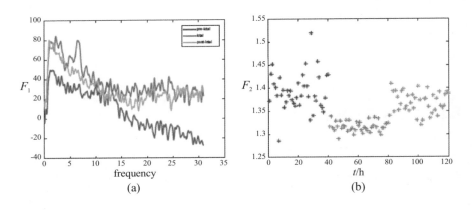

图 5.19

（a）发作前、发作中与发作后脑电的功率谱；

（b）发作前、发作中与发作后脑电的分形维数

下面，结合所提融合特征 F 与遗传算法，具体介绍 TD-W-SP 模型参数的自动估计方法 MTM-F-GA。$V(\Theta)$ 表示 TD-W-SP 模型的模拟输出信号，令 S 表示

临床记录到的癫痫 EEG 信号,并令 $F(S)$,$F(v)$ 分别为对应临床 EEG 信号与模型模拟输出的融合特征向量,那么,可进一步定义 S 与 $v(\Theta)$ 间的误差函数为

$$E(\Theta)=1-C(F(S),F(v)),\tag{5.26}$$

其中,$C(F(S),F(v))$ 表示 $F(S)$ 与 $F(v)$ 间的余弦相似性度量。采用遗传算法极小化误差函数 $E(\Theta)$,并最终求得模型的最优参数取值 Θ^*,即 $\Theta^* = \arg\min_\Theta E(\Theta)$。上述 TD-W-PS 模型参数的自动估计方法 MIM-F-GA 算法的流程如图 5.20 所示。

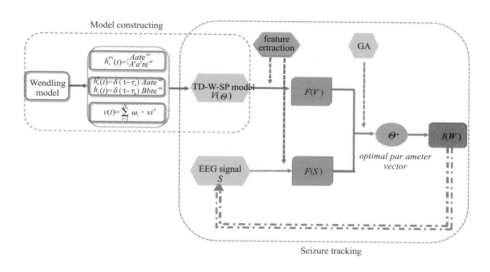

图 5.20 MIM-F-GA 算法流程图

在上述参数自动估计的基础上接下来详细介绍基于 TD-W-SP 模型的癫痫性发作追踪方法。由上述建模过程可以得知,TD-W-SP 模型中包含大量参数,由于每一参数均有其具体的生理学含义,因而在研究癫痫的产生与演化时,不同模型参数有着不同的重要性。基于此,本章仅将与癫痫产生机制密切相关的参数认为是"重要参数",并将其作为模型变量以进一步对其最优取值进行估计。文献[18]中指出相比其他参数,模型中的兴奋增益(A 或 A')以及抑制增益(B 或 G)在脑电活动从正常转迁至癫痫发作中起着重要作用。此外,文献[28]关于延迟因子对模型动力学行为的影响的分析结果显示:当神经元间的信号传递延迟达到一定程度时,模型更容易产生癫痫放电行为。基于上述发现,本章选取参数

A,B,τ_a,τ_b 作为 TD-W-SP 模型的重要参数并作为待估计的模型变量,其他参数均取其标准值。

据文献[27]表明,对于一次完整的癫痫性发作,其可能的内在生理性变化为:癫痫发作开始前,神经系统中的兴奋性电活动增强,同时抑制性电活动减弱;发作一旦开始且在开始后的一段时间内,该趋势会越来越明显,并逐渐达到异常情况下的某种稳定状态;当发作接近结束时,神经系统中的兴奋性电活动与抑制性电活动则会慢慢趋向于自身标准状态,并逐渐达到相对稳定。基于这一认识,参数 A,B,τ_a,τ_b 的变化趋势将对探索癫痫发作的演化具有良好的指导意义。

定义 5.4 定义 $I=f(A,B,\tau_a,\tau_b)$ 为癫痫性发作过程追踪的综合指标,其中 f 表示参数癫痫发作演化过程关于参数 (A,B,τ_a,τ_b) 的变化而变化的映射关系。

给定脑电信号 S,采用 2s 移动窗(1s 重叠)将 S 分割为 N 个等长的脑电片段,记为 $S_1,S_2,\cdots,S_N$。对每一 $S_i(i=1,\cdots,N)$,根据公式(5.10)计算参数 Θ_i 的最优估计值 $\Theta_i^*=(A_i,B_i^*,\tau_a^*,\tau_b^*)$。进而计算对应的指标 $I_i=f(A_i^*,B_i^*,\tau_a^*,\tau_b^*)$。据此,最终可得到对应 S 的最优参数序列 $\{(A_n^*,B_n^*,\tau_{a_n}^*,\tau_{b_n}^*)\}_{n=1}^N$,以及综合指标序列

$$\{I_n=I(A_n^*,B_n^*,\tau_{a_n}^*,\tau_{b_n}^*)\}_{n=1}^N.$$

根据文献[27]中对癫痫发作演化的机理认识可知,系统兴奋性与抑制性的相对比例对整个癫痫发作过程演化的推动起到至关重要的作用,而参数 A 与 τ_a 主要影响系统的兴奋性,参数 B 与 τ_b 主要影响系统的抑制性。据此,本章定义

$$I(A,B,\tau_a,\tau_b)=\frac{\log(A/\tau_a)}{\log(B/\tau_b)}. \tag{5.27}$$

显然,所定义的指标能够刻画系统内兴奋性活动与抑制性活动的相对比例。根据文献[49],令 $A\in[0,30]$mV 及 $B\in[0,50]$mV;根据文献[28],令 τ_a 与 τ_b 的取值范围为 $[0.1,5]$ms。

为了设计发作过程追踪的追踪准则,本章能进一步定义两个阈值 λ_1 与 λ_2。

定义 5.5 令 $\{Z_1,Z_2,\cdots,Z_{K_{nor}}\}$ 为一组正常的脑信号,并记 $\{I_1^{nor},I_2^{nor},\cdots,I_{K_{nor}}^{nor}\}$ 为其对应的指标序列,分别定义

$$\lambda_1=\mathrm{mean}\{I_1^{nor},I_2^{nor},\cdots,I_{K_{nor}}^{nor}\}, \tag{5.28}$$

与

$$\lambda_2 = \text{mean}\{I_1^{\text{nor}}, I_2^{\text{nor}}, \cdots, I_{K_{\text{nor}}}^{\text{nor}}\} + \text{var}\{I_1^{\text{nor}}, I_2^{\text{nor}}, \cdots, I_{K_{\text{nor}}}^{\text{nor}}\} \tag{5.29}$$

为预前追踪阈值与预后追踪阈值。

基于阈值 λ_1 与 λ_2，接下来对癫痫发作演化历程中的两个重要转折点进行定义。

定义 5.6　称

$$TP_{\text{PI}} = \min_{k_1+1 \leqslant k \leqslant K}\{k: I_{k-k_1} \geqslant \lambda_1, \cdots, I_k \geqslant \lambda_1\} \tag{5.30}$$

为发作前到发作开始的时刻点（TP-PI），并称

$$TP_{\text{IP}} = \{k: I_{k-1} - \lambda_2 \geqslant 0, I_k - \lambda_2 \leqslant 0\} \tag{5.31}$$

为发作开始到发作后的时刻点（TP-IP）。

注：①根据文献[27]我们知道，癫痫发生的一个内在神经生理性的改变即为神经系统增加的兴奋性与降低的抑制性。因而，本节首先以大脑正常状态下综合指标 I 的均值作为基准值（也就是 λ_1）。当脑电片段的指标值大于 λ_1，则认为系统内兴奋与抑制的失衡可能存在增大的趋势，即癫痫发作有可能出现，当前脑电的开始时刻可能为癫痫发作的潜在起始点。同时为了避免偶然性，我们要求自当前脑电开始的连续 k_1 个指标均要大于 λ_1。但在长时程连续脑电记录中或许能找到多个满足这些条件的脑电片段，本节最终定义满足这些条件的最小时刻的脑电片段的起始点为 TP_{PI}。

②神经系统"兴奋-抑制的平衡"将在发作结束后的一段时间内得到恢复。在这一情况下，如果继续采用大脑正常状态下指标 I 的均值作为基准值，则得到的估计结束时间点将会被滞后。因此，我们进一步定义新的基准值 λ_2。当前脑电片段的指标一旦开始低于 λ_2，则当前脑电片段的起始点被定义为癫痫发作的潜在结束点 TP_{IP}。

5.2.3　数值实验结果与分析

本小节数值实验中所用的脑电数据来源于 CHB-MIT 数据库（具体描述可见第四章）。由于所提 TD-W-SP 模型为单个神经计算模型，只能模拟单通道脑电活动，在这一情形下，首先从多通道临床 EEG 中选择一个"主要通道"，并对其脑电信号进行后续分析。

　　此时，我们定义包含癫痫放电活动最为明显的脑电通道为"主要通道"。根据文献[19]的研究结果，在发作开始通道上，癫痫样放电一定出现且最为明显。[19]因此，本章选取发作开始通道为"主要通道"。由于 CHB-MIT 数据库中 8 名患者被明确标记，且包含多次发作，[19]故仅采用这 8 名患者所标记开始通道的脑电信号，并将其作为数值实验中的临床脑电信号。在进一步分析之前，采用 0.5Hz 的高通滤波器以及 60Hz 陷波滤波器进行去噪处理。

　　对于每位患者，选取其所有发作脑电片段，并将每一片段开始前 30s 定义为发作前期，结束后 30s 定义为发作后期，这些共同组成了本章数值实验中所用的数据集。图 5.21 展示了来自"病患 1"的脑电信号，共包含两次癫痫发作，以及对应的发作开始通道。由于空间的有限性，两次发作之间的信号并未给出。表 5.5 给出了每位患者的基本信息，包括年龄、脑电记录时长、通道数目以及实验数据集的信息，如选择的"主要通道"、癫痫发作次数、发作的总时长。

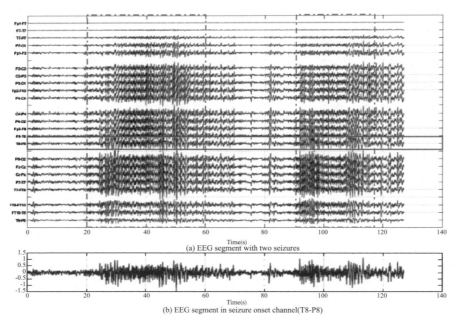

(a) EEG segment with two seizures

(b) EEG segment in seizure onset channel(T8-P8)

图 5.21

（a）"病患 1"包含两次癫痫发作的脑电信号；（b）对应的发作开始通道(T8-P8)

表 5.5　每个患者脑电数据以及所建数据集基本信息

病患	基本信息			EEG dataset		
	年龄	脑电记录时长（h）	通道数目	主要通道	癫痫发作次数	发作的总时长（s）
1	11	44	23	T8-P8	7	442
2	11	34	23	T8-P8	3	172
3	14	38	23	T7-P7	7	402
4	22	42	24	T7-P7	4	378
5	7	39	23	F7-T7	5	558
6	3.5	20	23	T7-P7	5	919
7	10	19	24	F7-T7	4	276
8	3	25	23	T7-P7	7	447

1. TD-W-SP 模型的性能验证

本小节主要聚焦于对 TD-W-SP 模型在模拟类癫痫样脑电有效性方面进行验证。图 5.22(a)—(c)展示了三个不同模型的模拟输出信号,即原始的 Wendling 模型、Wendling 模型结合改进的响应函数 h_{PY}（记为"Wendling＋IRF-PY"）

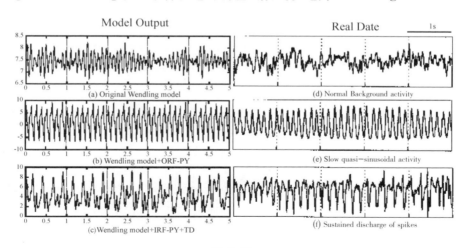

图 5.22

（a）—（c）原始的 Wendling 模型,"Wendling＋IRF－PY"以及"Wendling＋IRF－PY＋TD"的模拟输出;(d)—(f)大脑海马体中记录到的深度脑电信号[49]

以及 Wendling 模型结合 h_{PY} 与时间延迟项 τ_a, τ_b(记为"Wendling+IRF-PY+TD")。图 5.22(d)—(f)展示了在大脑海马体中记录到的三个深度脑电信号[49]。从图 5.22 中可以观测到:①在所有参数取其标准值时(如表 5.6 所列),Wendling 模型可以得到类似正常背景脑电的模拟输出(比较子图(a)与(d))。②当新的响应函数 h_{PY} 加入时,模型的模拟输出中开始出现节律性电活动。此时,除 h_{PY} 中的参数 $A'=4.25$ 外所有参数取其标准值。此时的模拟输出类似于缓慢的拟正弦放电,这是一种在癫痫发作时可能出现的波形(比较子图(b)与(d))[49]。③进一步,当延迟因子 τ_a, τ_b 加入后,模型的模拟输出中出现明显的类似持续棘波放电的痫样放电活动(通常出现于癫痫发作开始以及发作中)。[49] 此时除 $A'=4.25, \tau_a=0.1$ms$, \tau_b=2$ms,所有参数取其标准值。

表 5.6   TD-W-SP 模型参数的标准取值

参数	标准取值	单位
A, A'	3.25	mV
B	22	mV
G	10	mV
a, a'	100	s^{-1}
b	50	s^{-1}
g	500	s^{-1}
C	135	/
v_0	6	mV
e_0	2.5	s^{-1}
v_0	0.56	mV^{-1}

为了进一步验证模型中子群的存在对于捕捉神经放电活动多样性的意义,进一步比较了原始 Wendling 模型以及加入子群的 Wendling 模型(简记为"Wendling+SP")的模拟输出。文献[49]中指出,当模型参数 $A=3$,同时$(B, G) \in [0,50] \times [0,30]$时,原始 Wendling 模型只能模拟生成两种类型的电活动:标准的背景脑电以及缓慢的节律性放电(图 5.23(a)中的"Type 1"与"Type 2")。而我们观测到在同样情形下,"Wendling+SP"模型能够产生四种类型的模拟放

电,即图 5.23(a)中的所有子图"Type 1-Type 4",其中"Type 3"代表模拟的持续性棘波放电,"Type 4"代表缓慢的拟正弦放电。上述结果在一定程度上说明包含子群的 Wendling 模型能够模拟包含癫痫样波形在内的更多类型的电活动。图 5.23(b)描述了对应的四种类型放电活动及其参数组合(B,G)的分布情况。

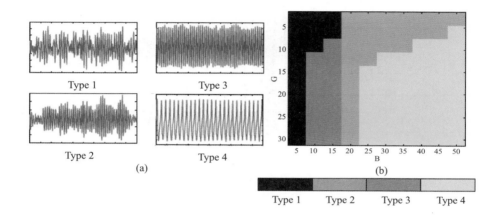

图 5.23　模型"Wendling＋SP"的模拟输出以及参数分布

2. 模型参数自动估计方法 MTM-F-GA 的性能验证

本小节采用 TD-W-SP 模型生产模拟 EEG 信号,并据此进一步验证所提模型参数自动估计方法 MTM-F-GA 在确定参数最优取值中的可行性与有效性。

以时间延迟因子 τ_a 为例进行详细阐述。首先按照均匀分布在$[0,15]$ms 内产生一组随机数,这可以看作 τ_a 的"基准值(ground truth)",如图 5.24 红色实线所示。给定 τ_a 的基准值,根据公式(5.22)可以得到一组 TD-W-SP 模型的模拟 EEG 信号,此时其他模型参数取其标准值。将所提 MTM-F-GA 方法应用于每一模拟 EEG 信号,可求得对应该模拟信号的参数最优取值,记为 τ_a^*,所模拟先后对应的参数最优取值(如图 5.24 中的蓝色虚线所示)。从图 5.24 中可以看出,通过所提方法得到的参数最优取值与其"基准值"十分相近,这在一定程度上说明了所提方法的有效性。在其他参数也可取得类似的结果。

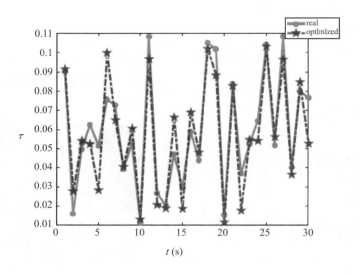

图 5.24　模型参数 τ_a 的基准值与采用 MTM-F-GA
获得的参数最优估计值的比较

3. 基于 TD-W-SP 模型的癫痫性发作追踪方法及其性能验证

这一小节主要验证：①为什么在基于模型驱动的发作追踪中主要考虑参数 A,B,τ_a,τ_b；②参数 A,B,τ_a,τ_b 是如何在对癫痫脑电"发作前－发作中－发作后"的演化追踪中发挥作用。

首先，采用 TD-W-SP 模型生成不同类型的模拟数据，并据此验证模型参数 (A,B,τ_a,τ_b) 在追踪不同放电类型的性能。基于所提 TD-W-SP 模型生成 30s 长的模拟脑电片段(如图 5.25(a)所示)，其中第一阶段(前 10s)为拟正常背景脑电，第二阶段(中间 10s)为缓慢节律性放电，第三阶段(后 10s)为拟癫痫样放电，其中每一类型的模拟脑电均由不同的参数组合 (A,B,τ_a,τ_b) 所获得。图 5.25(b)－(e)中的黑色实线分别展示了对应图 5.25(a)三个阶段的参数 A,B,τ_a,τ_b 的取值。将所提 MTM-F-GA 方法用于上述模拟数据后可得参数的最优估计值，其结果如图 5.25(b)－(e)中的蓝色虚线所示。从图 5.25 中，可以观测到采用所提方法获得的模型参数估计值在追踪不同类型脑电活动行为中是有效的。

其次，采用临床数据验证参数 A,B,τ_a,τ_b 在追踪癫痫发作演化中的有效性。给定包含癫痫发作三个阶段的临床脑电数据(30s 发作前、20s 发作、30s 发作后

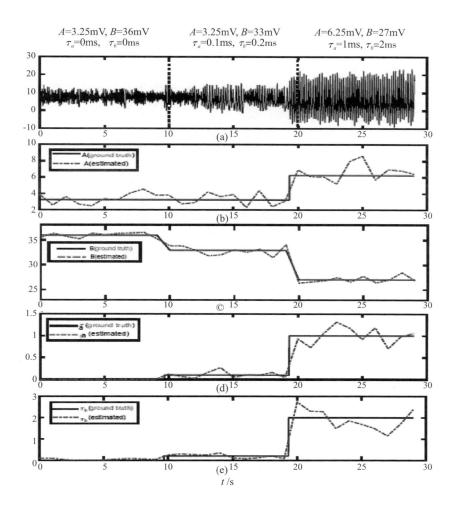

图 5.25 基于 TD-W-SP 模型生成的 30s 模拟脑电片段以及

对应的参数值 A, B, τ_a, τ_b(基准值与估计值)

期),其中发作开始与结束时刻均由医师所标记(如图 5.26(a)所示)。采用时长 2s 重叠 1s 的移动窗将其分割为等长脑电片段。对每个脑电片段,通过公式 (5.26)可以获得参数 A, B, τ_a, τ_b 的最优估计值。由于空间有限,我们只展示 A, B, τ_a 的变化趋势(如图 5.26(b)—(d)所示)。从图 5.26(b)中,可以观测到在 15s 左右,参数 A 的值发生快速增大,之后 25s 左右该参数值保持在一个较高且 相对平稳的状态,随后出现了显著的下降趋势。参数 B 与 τ_a 也可得到类似的结果,只是它们的变化趋势正好与 A 相反(如图 5.26(c)—(d)所示)。此外,本章也对模型中其他参数在追踪癫痫发作演化中的作用进行了验证。以参数 a 为例展示了相关结果(如图 5.26(e)所示),此时参数 a 并未出现有规律的变化趋势。这些结果进一步验证了模型参数 A,B,τ_a,τ_b 在对于指导追踪癫痫脑电"发作前—发作中—发作后"演化趋势十分有效。

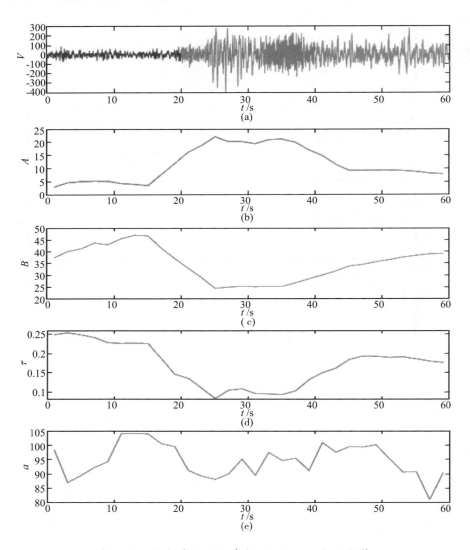

图 5.26 脑电片段以及参数 A,B,τ_a,a 变化趋势

最后,本章对所提 I、TP-PI 以及 TP-IP 在追踪癫痫发作不同时期的有效性进行了验证。为了计算追踪阈值,首先对每位患者选择一个不包含任何发作活动的脑电记录,在该记录中挑选 200s 的连续脑电片段,该片段中不包含任何单个棘波或一些常见的其他痫样放电,并将该片段定义为该患者的"正常脑电信号"。采用时长为 2s 无重叠的移动窗将"正常脑电信号"分割为 100 个等长片段(即 $K_{nor}=100$)。在数值实验中,$k_1=2$。图 5.27 展示了来自 CHB-MIT 数据库中"病患 1"的 80s 的脑电片段(30s 发作前期、20s 发作中期、30s 发作后期)以及综合指标序列。对应的阈值 λ_1 与 λ_2 分别为 0.4 与 0.79。根据公式(5.30)与(5.31)可得两个转折点 TP-PI 与 TP-IP 分别为 2982s 与 3020s,其中 TP-PI 比标记的发作起始点(2996s)早 14s,而 TP-IP 比标记的终止点(3016s)晚 4s。图 5.28 展示了来自 CHB-MIT 数据库中"病患 3"的 112s 的脑电片段(30s 发作前期、52s 发作中期、30s 发作后期)以及综合指标序列。得到的 TP-PI 与 TP-IP 分别为 352s 与 415s,其中 TP-PI 比标记的发作起始点(362s)早 10s,而 TP-IP 比标记的终止点(414s)晚 1s。从图 5.27—5.28 中,可以观测到指标序列的趋势能清晰地反映出癫痫性发作的一个完整过程。同时,也可以将估计得到的 TP-PI 看作发作开始的预警时间。若能越早预测发作开始,则越能及时采取相关预控措施。对每一次癫痫发作,本章采用预先估计时间(pre-estimated duration,PRD)

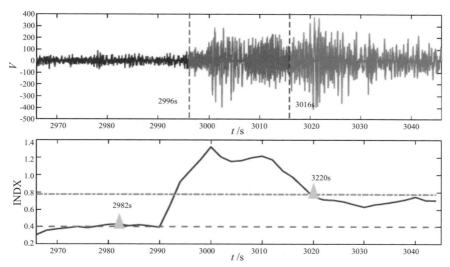

图 5.27　CHB-MIT 数据库中"病患 1"的 80s 的脑电片段以及对应的指标序列

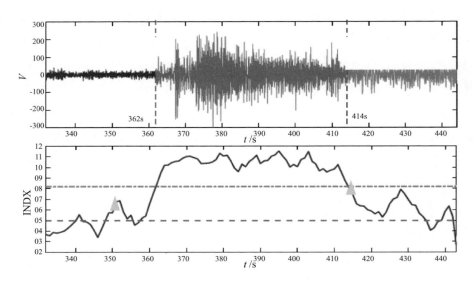

图 5.28 "病患 3"的 112s 的脑电片段以及对应的指标序列

以及预后估计时间(post-estimated duration,POD)来评估所提方法的性能。

其中,

$$PRD=由专家标记的发作起始点(LON)-(TP_{PI}),$$

$$POD=(TP_{IP})-由专家标记的发作终止点(LOF),$$

即 PRD 代表采用所提方法得到的发作开始时刻与医师标记的发作开始时刻的时间间隔,POD 代表采用所提方法得到的发作结束时刻与医师标记的发作结束时刻的时间间隔。对每一患者,本章仅列出部分发作的检测结果,如表 5.7 所列,包括医师标记的发作起始点(LON)、医师标记的终止点(LOF)、估计的 TP_{PI} 与 TP_{IP} 以及 PRD 与 POD。从表 5.7 中,可以观测到估计的 TP-PI 平均大约比医师标记的发作起始点早 10s 左右,估计的 TP-IP 大约比标记的发作终止点晚 1s~4s。对每一个患者,本章进一步定义了"追踪准确率(tracking accuracy,TA)"用以评估所提方法的性能,即

$$TA=\frac{I_{\{PRD>0 \wedge POD>0\}}}{每位患者发作的总次数}。$$

考虑每个患者多次癫痫发作追踪的结果,$I_{\{PRD>0 \wedge POD>0\}}$ 代表满足 $PRD>0$ 以及 $POD>0$ 的发作次数,即估计的 TP_{PI} 早于 LON,同时估计的 TP_{IP} 晚于 LOF,这意味着估计的发作持续时长能够完全覆盖标记的持续时长。所提方法

在每一病患上的追踪准确率如表 5.7 最后一列所列,可以观测到对每个病患而言有 1~2 次发作的估计时长不能够覆盖标记的时长。

表 5.7　基于 TD-W-SP 模型的癫痫性发作过程追踪方法性能

患者	标记的发作时段(s)	$TP_{PI}(s)$	$TP_{IP}(s)$	$PRD(s)$	$POD(s)$	TA
1	(2996,3016)	2982	3020	14	4	0.86
2	(3369,3378)	3367	3381	3	3	1
3	(362,414)	352	415	10	1	0.71
4	(7804,7853)	7796	7857	8	4	1
5	(1086,1196)	1077	1198	11	2	0.80
6	(2670,2841)	2657	2842	13	1	1
7	(12231,12295)	12228	12298	10	3	0.75
8	(6313,6348)	6304	6349	9	1	0.86

5.3　本章小结

本章面向两个辅助诊断任务(癫痫发作的早期检测与过程追踪),从模型与数据混合驱动的角度出发,介绍了两种癫痫辅助诊断方法:基于 D&F 模型的癫痫性发作早期检测方法与基于 TD-W-SP 模型的癫痫性发作过程追踪方法,包括模型构建、模型关键参数的自动选择与自动估计、辅助诊断方法的设计与实现。最终通过两个公开数据库验证了所提方法的有效性,实验结果表明所提早期检测方法的平均早期检测敏感度、每小时错误检测率以及早期检测时长分别为 100%、0.1/h 及 71s;所提过程追踪方法的平均追踪准确率达到 87.25%,预先及预后估计时段分别达到 9.8s 及 2.4s。

所提方法对于进一步理解癫痫脑电,以及探索癫痫内在机制中的一些新假设,尤其是对癫痫发作三个阶段的演化过程中的一些机理假设,具有一定的辅助作用。同时,对于生理学家及时捕捉癫痫演化时内在生理过程中微小但关键的变化,进而设计恰当的控制与治疗策略,也具有一定的指导作用。例如,可以提供指导以确定患者是否需要使用谷氨酸能类或伽马氨基丁酸能类的药物,或在对癫痫患者进行电刺激治疗中如何设计刺激类型等。

第6章

面向急性肝性脑病的痫样放电机制研究

  "周期性"最早由 Cobb 等人于 1950 年提出,用于描述 5 名亚急性脑炎患者脑电图中的周期性放电活动。EEG 中的周期性放电活动通常由多种类型的波形模式构成且这些波形往往以一定时间间隔反复出现在一侧或双侧大脑半球,主要包括周期性单侧癫痫样放电(periodic lateralized epileptiform discharges,PLED)、双侧独立 PLED(bilateral independent PLEDs,BIPLED)、全身性癫痫样放电(generalized epileptiform discharges,GPED)与三相波(triphasic waves,TPW)。[51]周期性放电活动通常出现在危重患者的脑电图中,尤其在 ICU 长程脑电记录中能够时常被检测到,在临床中具有重要的诊疗意义。其出现往往表明大脑中存在显著的急性或亚急性侧向或全身性脑损伤。同时,也意味着有较大可能性出现癫痫发作以及痉挛性或非惊厥性癫痫持续状态。若能采取一定措施控制这些电活动的频繁出现,则能够在一定程度上预防大脑发生不可逆的损伤。然而,此类放电模式产生的内在生理机制目前仍不甚清楚。本章主要聚焦于其中一类周期性放电(如三相波),关于临床脑电中三相波发生频率与相关机制间的关系展开系统研究。

  三相波是一种受代谢性脑病影响而表现出的不典型的痫样放电,又称为周期性尖波复合波(periodic sharp wave complexes,PSWC)或周期性同步放电(periodic synchronous discharge,PSD),可出现于急性肝性脑病(acute hepatic encephalopathy,AHE)、尿毒症、严重败血症、缺氧脑损伤和其他有毒代谢性脑病患者的脑电记录中。[52]三相波最主要的特征就是有三个相,其中第一相为波幅较低的负相尖波,第二相为一个突出的正相波,第三相为时限长于第二相的负向慢波(如图 6.1 所示)。由于临床 AHE 患者脑电(AHE-EEG)中 TPW 出现得十分普遍,本章以 AHE 为背景来研究三相波的产生机制。

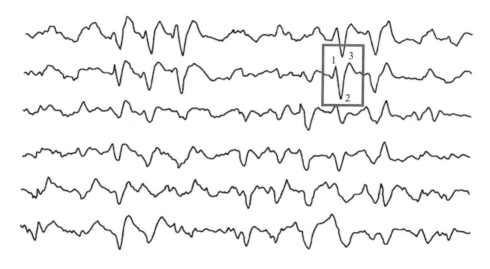

图 6.1　三相波的示例

肝性脑病是由急、慢性严重肝功能障碍或失调引起,以代谢紊乱为基础的中枢神经系统机能障碍综合征,是肝病患者死亡的主要原因之一。其主要临床表现为意识障碍、行为失常、昏迷等。AHE 是一种情况较为严重的肝性脑病,常常发生在急性肝功能衰竭基础上,且大多无明显诱因和前驱症状,患者常在起病数日内由轻度的意识错乱迅速陷入深度昏迷,甚至死亡,并伴有急性肝衰竭的表现,如黄疸、出血、凝血酶原活动度降低等。[1]

尽管大量学者已经从生理学角度对 AHE 的内在机制进行了研究,但这些机制与 AHE-EEG 中出现三相波间的关系并不清楚。为了研究 AHE-EEG 中三相波的产生与变化机制,本章将从计算神经科学角度出发,通过建立肝性脑病的微观病理机制与脑电放电模式的关联性,以进一步对 AHE-EEG 三相波的产生及其主要特性改变进行内在机制上的解释。首先选取三个 AHE 产生的神经生理机制,即神经元兴奋性增加、突触传递受损以及突触后抑制增强,通过对上述机制逐一进行数学刻画,并将其融入 Liley 神经集群,建立一个新的 AHE 神经计算模型(AHE-CM);其次,结合临床 AHE-EEG 数据,设计了一个基于粒子滤波的模型参数自动估计算法;最后,采用美国麻省总医院神经内科 7 位肝性脑病患者的临床脑电数据,通过数值实验验证所提模型的有效性,并重点分析 AHE-EEG 中 TPW 产生及其频率变化的内在机制。

6.1　AHE 神经计算模型(AHE-CM)的构建

6.1.1　AHE 神经病理机制

肝脏既是人体内物质代谢的中心,又是重要的分泌、排泄、生物转化和屏障器官。[74]由于肝损伤而导致肝细胞发生严重损害,使其代谢、分泌、合成、解毒与免疫功能发生严重障碍,此种情况称为肝功能不全,患者往往出现黄疸、出血、继发性感染等一系列临床综合征。[75]肝功能衰竭一般指肝功能不全的晚期阶段,临床主要表现为肝性脑病。

在急性肝功能衰竭时,来自肠道和体内的一些有毒物质(主要为氨离子)难以被肝脏分解与清除而直接进入体循环,并透过血-脑脊液屏障进入大脑,导致大脑功能及代谢紊乱,引起神经、精神异常,从而发展为肝性脑病。[76]至今为止,肝性脑病的发病机制仍未被完全阐明,存在多种假设。在 AHE 背后的众多假设中,本章将重点放在三个有明确证据表明在 AHE 中对三相波产生起关键作用的内在病理性改变:①继发于细胞代谢减少的突触传递受损;②神经元兴奋性增加;③突触后抑制增强。具体描述如下:

机制一:继发于细胞代谢减少的突触传递受损。突触传递是一种使神经信号在神经元之间交换的非常重要的生理过程,神经系统中所有的信号传递都与突触传递过程密不可分。但是突触传递也是一种耗能极大的过程,其耗能约占大脑三磷酸腺苷(adenosine triphosphate,ATP)使用量的 30% 左右。大量动物实验与模型均表明在 AHE 脑中 ATP 的浓度显著降低。[8]产生这一结果的原因很多,例如由于肝功能障碍导致血氨升高,进入大脑内的氨离子将与 α 酮戊二酸结合生成谷氨酸,这一过程将消耗大量 α 酮戊二酸。又由于血液中的 α 酮戊二酸难以通过血脑屏障,致使脑内的 α 酮戊二酸得不到补充,三羧酸循环不能顺利进行,从而造成 ATP 生成减少;[8]又如通过高氨诱导的 NMDA 受体过度活化导致钠内流增加,同时钠-钾-ATP 酶泵被过量激活用以保持钠稳态,这一过程极大增加 ATP 消耗量。[8]无论何种原因,其最终所导致的 ATP 浓度降低将会在极大程度上影响突触传递过程,从而干扰神经兴奋及传导。

机制二:神经元兴奋性增加。神经元兴奋性的增加是 AHE 的另一个关键机制。肝性脑病中神经元兴奋性的增加被认为是继发于谷氨酸 N-甲基-D-天冬氨酸(NMDA)受体的过度活化。[10]文献[9]中通过实验发现在 AHE 患者以及急性肝衰竭动物模型中较高浓度的氨离子使得 NMDA 受体过度活化,而活化的 NMDA 受体刺激离子通道开放,Ca^{2+} 离子内流增加,增加的 Ca^{2+} 会进一步与钙调蛋白结合进而诱导一氧化氮合酶的活化,使得一氧化氮(nitric oxide,NO)合成增加,增加的 NO 会促进鸟苷酸环化酶的活化,这将使得环磷酸鸟苷(cyclic guanosine monophosphate,cGMP)表达增加。NO 通过 cGMP 介导的通路诱导细胞突触前膜释放谷氨酸增加,这最终将导致细胞的兴奋性增强。此外,在急性肝衰竭大鼠的脑内也观测到星形细胞谷氨酸转运蛋白与甘氨酸转运蛋白的表达降低,[5]这将进一步导致突触谷氨酸、甘氨酸、NMDA 受体激动剂等水平的进一步增加;而由此产生的 NDMA 受体过度活化也同样形成过量的 NO 与 cGMP,并最终增加神经元兴奋性。也有文献表明,对 AHE 患者,脑氧合作用的减少(如胃肠道出血或败血症,坏死肝组织释放的其他毒素作用等)会导致钠钾 ATP 酶活性下降,兴奋性氨基酸大量释放,最终导致突触后神经元过度兴奋。[33]

机制三:突触后抑制增强。越来越多的证据表明,增强的 γ-氨基丁酸(gamma aminobutyric acid,GABA)和甘氨酸介导的突触后抑制也可能是参与 AHE 内在病理性改变的重要机制之一。GABA 是一种抑制性神经递质,主要来源于肠道并在肝脏内进行分解。当肝脏发生病变时,GABA 血浆浓度升高的同时血脑屏障的通透性随之增加,从而导致神经元突触后 GABA 受体显著增加。GABA 受体除了与 GABA 结合外,还能同时与巴比妥类、苯二氮䓬类结合,这些结合均可进一步促进氯离子通道开放,促进氯离子进入突触后神经元引起神经传导抑制的增强。此外,急性肝功能衰竭大兔模型中也观测到 GABA 活性水平在 AHE 发病前显著增加,[11]且导致这一现象的原因可能为肝脏从门静脉血中提取肠道 GABA 的功能受损而导致。[11]同样还有研究表明,在 AHE 发病前,血脑屏障对 GABA 的异构体具有异常渗透性;肝昏迷与大脑中 GABA 受体的密度增加有关,从而增加大脑对 GABA 神经抑制的敏感性。[11]文献[12]中的研究表明,采用氟马西尼(一种 GABA-苯二氮䓬类受体拮抗剂)治疗肝性脑病,患者在临床和电生理方面的表现均显示出良好的改善,即抑制 GABA 的活动后会使得 AHE 有所好转,这说明 GABA 确实在一定程度上对 AHE 的发病起着至关重要的作用。此外,还可观察到 AHE 患者突触甘氨酸水平增加,进而导致甘氨酸受体的过度活化,其与 GABA 受体的过度活化将一起导致氯离子通道开放从而引起突触后抑制。

6.1.2 AHE-CM 模型的构建

文献[7]中证明了 Liley 模型能够在一定程度上模拟缺氧性脑损伤患者大脑中出现的广义周期性放电模式。基于 Liley 模型在周期放电模拟中的有效性,我们选择以 Liley 模型为本章的模型原型。本小节首先对上述神经生理机制逐一进行数学刻画,并据此构建一种新的以 Liley 模型为基础的 AHE 神经计算模型(AHE-CM)。

(1)机制一的数学刻画

据 Liley 模型可知,反映突触功效的主要参数为突触后膜电位的最大幅值(记为 Γ)。为了刻画突触传递受损的动力学特性,此时 Γ 不应取为常值,而是受突触后膜电位与突触后神经递质影响的一个变量。本章定义其变化速率满足

$$\dot{\Gamma}(t) = \frac{\Gamma^{rest} - \Gamma(t)}{\tau^{rec}} - p^{dep} S(v_e(t)) \Gamma(t) 。 \tag{6.1}$$

在公式(6.1)中,等式右边第二项 $p^{dep} S(v_e(t)) \Gamma(t)$,刻画了突触功效的受损(消耗)。由突触上的受体脱敏、突触小泡消耗等因素导致突触传递信息的性能受到损害时我们称之突触功效消耗。本章根据 Ruijter 等人的工作[7],认为突触功效消耗与突触后膜电位的强度(以 $\Gamma(t)$ 表示)与频率(以 $S(v_e(t))$ 表示)成正比,即 $p^{dep} S(v_e(t)) \Gamma(t)$,其中 p^{dep} 为消耗常数。可以注意到,若式(6.1)只包含突触功效受损项,则 $\Gamma(t)$ 将以时间 $\dfrac{1}{p^{dep} S(v_e(t))}$ 指数衰减为 0,如图 6.2(b)所示。

公式(6.1)中右边第一项 $\dfrac{\Gamma^{rest} - \Gamma(t)}{\tau^{rec}}$ 刻画了短期突触抑制,即突触在信号传递后一定时间内重新储存离子、递质等突触"资源",使得突触后膜电位的最大幅值能再度恢复至其静息水平,为接下来的信息传递做准备,记 τ^{rec} 为突触性能恢

复时间,显然 τ^{rec} 越小,突触将越快恢复至其静息水平(如图 6.2(a)所示)。

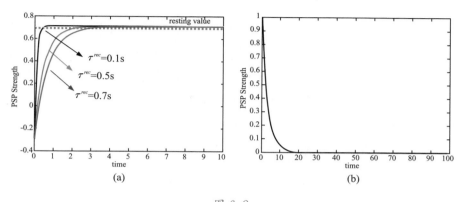

图 6.2

(a)短期突触抑制;(b)突触功效的受损

机制(6.1)分别作用于兴奋性神经集群与抑制性神经集群,即可得

$$\dot{\Gamma}_e(t) = \frac{\Gamma_e^{rest} - \Gamma_e(t)}{\tau_e^{rec}} - p_e^{dep} S(v_e(t)) \Gamma_e(t),$$

$$\dot{\Gamma}_i(t) = \frac{\Gamma_i^{rest} - \Gamma_i(t)}{\tau_i^{rec}} - p_i^{dep} S(v_i(t)) \Gamma_i(t)。 \tag{6.2}$$

(2)机制二的数学刻画

为了刻画神经元兴奋性增加,本章引入扩大因子 F_{am} 使兴奋性突触后膜电位最大幅值的静息值 Γ^{rest} 增加。具体定义为

$$\Gamma_e^{rest} = \Gamma_e^{equ} * (1 + F_{am})。 \tag{6.3}$$

其中,Γ_e^{equ} 为最大突触后膜电位的均衡点。由机制(6.1)可知,Γ 减小后会以时间常数 τ^{rec} 恢复其静息状态;进一步,由(6.3)可知,Γ 能恢复到超过原静息值的水平(如图 6.3 所示)。据此可反映神经元兴奋性增强。需要强调的是本机

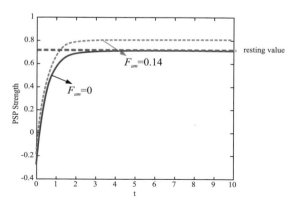

图 6.3　神经元兴奋性增加

制仅作用于兴奋性神经集群。

（3）机制三的数学刻画

本章采用抑制性神经集群突触后膜电位持续时长的增加来刻画突触后抑制增强。基于 Bojak 等人的工作[13]，我们得知 GABA 神经递质主要影响抑制性突触后膜电位的衰减速率，而不会影响其上升速率。因此，为了增加抑制性神经集群突触后膜电位的持续时长，本章主要通过减缓其下降速率来实现，即改变控制膜电位衰减时间尺度的参数 γ_i 即可。然而 γ_i 在控制突触后膜电位衰减速率的同时同样也控制着其上升速率，为了实现改变膜电位下降速率的同时不改变其上升速率，本章定义抑制性神经集群的脉冲响应函数 $h_i(t)$ 为双指数函数，即

$$h_i^{new}(t) = e^{\gamma_i/\gamma_i^0} \Gamma_i \, \widetilde{\gamma}_i \, \frac{e^{-\gamma_i t} - e^{-\widetilde{\gamma}_i t}}{\widetilde{\gamma}_i - \gamma_i}, \tag{6.4}$$

其中

$$\gamma_i = \gamma_i^0 / \lambda_i,$$
$$\widetilde{\gamma}_i = \rho_i \gamma_i,$$
$$\lambda_i = (e^{\epsilon_i} - 1) / \epsilon_i,$$
$$\rho_i = e^{\epsilon_i}. \tag{6.5}$$

其中，γ_i^0 为突触时间常数的基础值，ϵ_i 为控制抑制性突触后膜电位衰减时间的常数。需要强调的是该机制仅作用于抑制性神经集群。

将公式（6.4）代入公式（3.4）中，即可得抑制性神经集群的突触后膜电位的数学刻画为

$$\ddot{I}_i(t) = -(\gamma_i + \widetilde{\gamma}_i) \, \dot{I}_i(t) - \gamma_i \widetilde{\gamma}_i I_i(t) + \Gamma(t) \widetilde{\gamma}_i e^{\frac{\gamma_i}{\gamma_i^0}} m(t), \tag{6.6}$$

进一步，可将上式转化为两个一阶微分方程组

$$\dot{I}_i(t) = \widetilde{I}_i(t), \tag{6.7}$$

$$\dot{\widetilde{I}}_i(t) = -(\gamma_i + \widetilde{\gamma}_i) \widetilde{I}_i(t) - \gamma_i \widetilde{\gamma}_i I_i(t) + \Gamma(t) \widetilde{\gamma}_i e^{\frac{\gamma_i}{\gamma_i^0}} m(t). \tag{6.8}$$

注：为了说明 $h_i^{new}(t)$ 的衰减时间与参数 ϵ_i 以及上升时间的关系，我们首先定义衰减时间 ζ 满足

$$h_i^{new}(\zeta) = \frac{\Gamma_i}{e}.$$

尽管无法从上式获得 ζ 的解析解，但可以获得其数值解（相当于单参拟

合），即

$$\zeta=\begin{cases}(3.1462+0.28135\,\epsilon^2)\dfrac{1}{\gamma_i^0}, & \epsilon\ll1, \quad(1)\\[4mm]\dfrac{1}{\epsilon}\,\mathrm{e}^\epsilon\dfrac{1}{\gamma_i^0}, & \epsilon\gg1。\quad(2)\end{cases}\qquad(6.9)$$

由公式（6.9）中（1）可得，脉冲响应 $h_i(t)$（对应于 $\epsilon\to0$）的衰减时长 $\zeta=$ 3.14621 $\dfrac{1}{\gamma_i^0}$，若要延长 ζ，只能增加 $\dfrac{1}{\gamma_i^0}$，但 $\dfrac{1}{\gamma_i^0}$ 同时控制着 $h_i(t)$ 的上升时长。因此，对于响应函数 $h_i(t)$ 而言，上升与下降时长往往同时改变。而由公式（6.9）中（2）可得，对于脉冲响应 $h_i^{new}(t)$，只需增加 ϵ 即可达到延长衰减时长的目的，同时其上升时长并不改变。

（4）AHE-CM 模型的微分方程组

将公式（6.1）—（6.6）融入公式（3.10），即可得 AHE-CM 的完整数学刻画，由公式（6.10）—（6.22）中的微分方程组表示。

$$\tau_e\dot{v}_e(t)=v_e^{rest}-v_e(t)+\psi_{ee}(v_e(t))I_{ee}(t)+\psi_{ie}(v_e(t))I_{ie}(t),\qquad(6.10)$$

$$\tau_i\dot{v}_i(t)=v_i^{rest}-v_i(t)+\psi_{ei}(v_i(t))I_{ei}(t)+\psi_{ii}(v_i(t))I_{ii}(t),\qquad(6.11)$$

$$\dot{I}_{ee}(t)=\widetilde{I}_{ee}(t),\qquad(6.12)$$

$$\dot{\widetilde{I}}_{ee}(t)=-2\gamma_e\widetilde{I}_{ee}(t)-\gamma_e^2I_{ee}(t)+\Gamma_e(t)\gamma_e\mathrm{e}(N_{ee}^\beta S(v_e(t)+p_{ee}(t))),\qquad(6.13)$$

$$\dot{I}_{ei}(t)=\widetilde{I}_{ei}(t),\qquad(6.14)$$

$$\dot{\widetilde{I}}_{ei}(t)=-2\gamma_e\widetilde{I}_{ei}(t)-\gamma_e^2I_{ei}(t)+\Gamma_e(t)\gamma_e\mathrm{e}(N_{ei}^\beta S(v_e(t)+p_{ei}(t))),\qquad(6.15)$$

$$\dot{I}_{ie}(t)=\widetilde{I}_{ie}(t),\qquad(6.16)$$

$$\dot{\widetilde{I}}_{ie}(t)=-(\gamma_i+\gamma_i)\widetilde{I}_{ie}(t)-\gamma_i\widetilde{\gamma}_iI_{ie}(t)+\Gamma_i(t)\widetilde{\gamma}_i\mathrm{e}^{\frac{\gamma_i}{\gamma_i^0}}N_{ie}^\beta S(v_i(t)),\qquad(6.17)$$

$$\dot{I}_{ii}(t)=\widetilde{I}_{ii}(t),\qquad(6.18)$$

$$\dot{\widetilde{I}}_{ii}(t)=-(\gamma_i+\gamma_i)\widetilde{I}_{ii}(t)-\gamma_i\widetilde{\gamma}_iI_{ii}(t)+\Gamma_i(t)\widetilde{\gamma}_i\mathrm{e}^{\frac{\gamma_i}{\gamma_i^0}}N_{ii}^\beta S(v_i(t)),\qquad(6.19)$$

$$\dot{\Gamma}_e(t)=\frac{\Gamma_e^{rest}-\Gamma_e(t)}{\tau_e^{rec}}-p_e^{dep}S(v_e(t))\Gamma_e(t),\qquad(6.20)$$

$$\dot{\Gamma}_i(t)=\frac{\Gamma_i^{rest}-\Gamma_i(t)}{\tau_i^{rec}}-p_i^{dep}S(v_i(t))\Gamma_i(t),\qquad(6.21)$$

$$\psi_{lk}(v_k(t)) = \frac{v_{lk}^{eq} - v_k(t)}{v_{lk}^{eq} - v_k^r}, k = e, i; l = e, i。 \tag{6.22}$$

6.1.3 模型参数设置与初值确定

1. 模型参数设置

根据文献[14]，模型中对应参数的生理学意义以及参考取值如表 6.1 所列。下面主要对与所加机制密切相关的模型参数（τ_e^{rec}，τ_i^{rec}，F_{am}，ϵ_i）的设置以及模型的外部刺激做具体分析。根据文献[15]描述，突触恢复时长的生理范围为 250ms 至 1000ms。基于此，本章分别设置 τ_e^{rec} 与 τ_i^{rec} 的基准值为 500ms 与 250ms；另一方面，当突触传递受损，突触恢复时长会发生显著增长。同时生理学上认为相比抑制性突触而言，兴奋性突触在受到代谢影响时损害更为严重，即兴奋性突触的恢复时长大于抑制性恢复时长。基于此，根据文献[7]，本章令 $\tau_e^{rec} \in [500, 20000]$ms，$\tau_i^{rec} \in [250, 2500]$ms，$F_{am} \in [0, 5]$，兴奋性集群的外部输入 p_{ee} 采用均值为 3460s^{-1}、标准差为 1000s^{-1} 的高斯分布模拟生成，抑制性集群的外部输入 p_{ei}

表 6.1 AHE-CM 的参数取值

参数	含义	取值	单位
V_e^{rest}，V_i^{rest}	兴奋与抑制性集群的胞体膜电位	-70	mV
Γ_i^{rest}	突触后膜电位最大幅值的静息水平	0.71	mV
v_{ee}^{eq}，v_{ei}^{eq}	兴奋性集群的平衡电位	45	mV
v_{ie}^{eq}，v_{ie}^{eq}	抑制性集群的平衡电位	-90	mV
τ_e	兴奋性集群的膜时间常数	94	ms
τ_i	抑制性集群的膜时间常数	42	ms
v_0	阈值电位	-50	mV
σ	发放阈值的标准差	5	mV
γ_e	兴奋性集群突触后膜电位速率常数	300	s^{-1}
γ_i^0	抑制性集群突触后膜电位速率常数	65	s^{-1}
Q^{max}	最大发放速率	500	s^{-1}
N_{ee}^{β}，N_{ei}^{β}	兴奋性集群到自身以及抑制性集群的突触连接	3000	—
N_{ie}^{β}，N_{ie}^{β}	抑制性集群到自身以及兴奋性集群的突触连接	500	—
p_e^{dep}，p_i^{dep}	突触损耗常数	0.003	—

则设置为常值 $5070\mathrm{s}^{-1}$。根据文献[14]，突触速率的生理范围为 $0.01\mathrm{ms}^{-1}\sim$ $0.5\mathrm{ms}^{-1}$，在这里令 $\gamma_0=0.065\mathrm{ms}^{-1}$。

进一步，为了对所提模型进行求解，首先需要对模型变量的初始值进行设定。本章以模型的平衡点作为初值。接下来，主要对模型平衡点的计算进行介绍。

2. 模型初值确定

令 $X=\{v_e,v_i,I_{ee},\tilde{I}_{ee},I_{ei},\tilde{I}_{ei},I_{ie},\tilde{I}_{ie},I_{ii},\tilde{I}_{ii},\Gamma_e,\Gamma_i\}$ 为 AHE-CM 模型的状态变量向量，计算 AHE-CM 模型的平衡点，即满足 $X'=0$ 的解。下面以求解 $\dot{v}_e=0$ 为例进行阐述。

令 $\dot{X}=0$，则由公式(6.10)中 $\tau_e\dot{v}_e(t)=0$ 可求得

$$v_e(t)=v_e^{rest}+\psi_{ee}(v_{\{e\}}(t))I_{ee}(t)+\psi_{ie}(v_{\{e\}}(t))I_{ie}(t),\qquad(6.23)$$

由公式(6.14)中 $\dot{\tilde{I}}_{ee}(t)=0$ 可求得

$$I_{ee}(t)=\frac{\mathrm{e}\Gamma_e(t)}{\gamma_e}(N_{ee}^{\beta}S(v_e(t)+p_{ee}(t))),\qquad(6.24)$$

由公式(6.18)中 $\dot{\tilde{I}}_{ie}(t)=0$ 可求得

$$I_{ie}(t)=\frac{\Gamma_i(t)}{\gamma_i}\mathrm{e}^{\frac{\gamma_i}{\gamma_i^0}}(N_{ie}^{\beta}S(v_i(t)))。\qquad(6.25)$$

将公式(6.22)，(6.24)以及(6.25)带入(6.23)，即解得

$$v_e=\left(1+\frac{1}{v_e^{rest}}\frac{v_{ee}^{eq}-v_e}{|y_{ee}|}\left(\frac{S_{ee}}{1+\mathrm{e}^{-\sqrt{2}(v_e-\mu_e)/\sigma_e}}+P_{ee}\right)\right)$$

$$+\frac{1}{v_e^{rest}}\frac{v_{ie}^{eq}-v_e}{|y_{ie}|}\left(\frac{S_{ie}}{1+\mathrm{e}^{-\sqrt{2}(v_i-\mu_e)/\sigma_e}}\right)v_e^{rest},$$

其中

$$y_{ee}=\frac{v_{ee}^{eq}}{v_e^{ress}}-1,\ y_{ie}=\frac{v_{ie}^{eq}}{v_e^{ress}}-1,$$

$$S_{ee}=\frac{\mathrm{e}\Gamma_{ee}}{\gamma_e\gamma_e^{res}}\times N_{ee}^{\beta}Q_e^{\max},\ S_{ie}=\frac{\mathrm{e}^{\gamma_i/\gamma_i^0}\Gamma_{ie}}{\gamma_i V_e^{res}}\times N_{ie}^{\beta}Q_i^{\max}。$$

为了下面描述方便，再令

$$\bar{v}_e=\frac{v_{ee}-\bar{v}_e}{|y_{ee}|}\left(\frac{S_{ee}}{1+\mathrm{e}^{-\sqrt{2}(\bar{v}_e-\bar{\mu}_e)/\bar{\sigma}_e}}+P_{ee}\right)+\frac{v_{ie}-\bar{v}_e}{|y_{ie}|}\left(\frac{S_{ie}}{1+\mathrm{e}^{-\sqrt{2}(\bar{v}_i-\bar{\mu}_e)/\bar{\sigma}_e}}\right),\quad(6.26)$$

其中

$$\overline{\mu}_e = \frac{\mu_e}{v_e^{rest}} - 1, \overline{\sigma}_e = \frac{\sigma_e}{\sqrt{2}v_e^{rest}}, P_{ee} = \frac{\mathrm{e}\Gamma_e}{\gamma_e r_e^{rest}} p_{ee},$$

则可以进一步简化表示为

$$v_e = (\overline{v}_e + 1)v_e^{rest}. \tag{6.27}$$

下面只需将 $\overline{v}_e$ 求得即可。

一方面,由式(6.26)可直接表达为

$$\overline{v}_i = \overline{\mu}_i - \overline{\sigma}_i \lg \left(\frac{\dfrac{S_{ie}}{\overline{v}_e + \dfrac{y_{ee} - \overline{v}_e}{|y_{ee}|} \dfrac{S_{ie}}{1 + \mathrm{e}^{-(\overline{v}_e - \overline{\mu}_e)/\overline{\sigma}_e} + p_{ee}} + \dfrac{|y_{ie}|}{y_{ie} - \overline{v}_e}} - 1 \right). \tag{6.28}$$

另一方面,类似上述方法,由公式(6.12)、(6.13)、(6.16)、(6.20)可得如下等式:

$$\overline{v}_i + \frac{y_{ei} - \overline{v}_i}{|y_{ei}|} \left(\frac{S_{ei}}{1 + \mathrm{e}^{-(\overline{v}_e - \overline{\mu}_e)/\overline{\sigma}_e}} + P_{ei} \right) + \frac{y_{ii} - \overline{v}_i}{|y_{ii}|} \left(\frac{S_{ii}}{1 + \mathrm{e}^{-(\overline{v}_i - \overline{\mu}_i)/\overline{\sigma}_i}} \right) = 0, \tag{6.29}$$

其中

$$P_{ei} = \frac{\mathrm{e}\Gamma_i}{\gamma_i v_i^{rest}} p_{ei}, S_{ei} = \frac{\mathrm{e}\Gamma_e}{\gamma_e v_e^{rest}} \times N_{ei}^{\beta} Q^{\max}, S_{ii} = \frac{\mathrm{e}^{\gamma_i/\gamma_i^0} \Gamma_i}{\gamma_i v_i^{rest}} \times N_{ii}^{\beta} Q_i^{\max}.$$

综合公式(6.28)与(6.29)可解得 $\overline{v}_e$。最后将 $\overline{v}_e$ 代入公式(6.27)即可求解 v_e。此解亦为满足方程 $\dot{v}_e = 0$ 的解,即

$$v_e^{equil} = (\overline{v}_e + 1)v_e^{rest}. \tag{6.30}$$

同理,可求得状态变量 $v_i(t)$ 的平衡点,记为 v_i^{equil},则其他状态变量的平衡点均可由这两者获得,分别有

$$I_{ee}^{equil} = \frac{\mathrm{e}\Gamma_e^{rest}}{\gamma_e} [N_{ee}^{\beta} S(v_e^{equil}) + p_{ee}],$$

$$I_{ei}^{equil} = \frac{\Gamma_e^{rest}}{\gamma_e} [N_{ei}^{\beta} S(v_e^{equil}) + p_{ei}],$$

$$I_{ie}^{equil} = \frac{\mathrm{e}^{\gamma_i/\gamma_i^0} \Gamma_i^{rest}}{\gamma_i} [N_{ie}^{\beta} S(v_i^{equil})],$$

$$I_{ii}^{equil} = \frac{\mathrm{e}^{\gamma_i/\gamma_i^0} \Gamma_i^{rest}}{\gamma_i} [N_{ii}^{\beta} S(v_i^{equil})],$$

$$\Gamma_e^{equil} = \Gamma_e^{rest} / [1 + \tau_e^{rec} \rho_e S(v_e^{equil})],$$

$$\Gamma_i^{equil} = \Gamma_i^{rest} / [1 + \tau_i^{rec} \rho_i S(v_i^{equil})],$$

同时

$$(\widetilde{I}_{æ}^{equil}, \widetilde{I}_{ei}^{equil}, \widetilde{I}_{ie}^{equil}, \widetilde{I}_{ii}^{equil}) = 0。$$

在下面模型求解过程中，

$$X^{equil} = \{ I_{æ}^{equil}, \widetilde{I}_{æ}^{equil}, I_{ei}^{equil}, \widetilde{I}_{ei}^{equil}, I_{ie}^{equil}, \widetilde{I}_{ie}^{equil}, I_{ii}^{equil}, \widetilde{I}_{ii}^{equil}, \Gamma_{e}^{equil}, \Gamma_{i}^{equil} \}$$

即为模型的初始解。

6.2　基于粒子滤波的参数自动辨识方法

为了进一步验证所提模型在恰当参数下能够模拟 AHE-EEG 中 TPW 的某些典型特征，本章设计了一种基于粒子滤波的模型参数自动估计算法，即基于粒子滤波的模型参数自动估计方法。

由于临床中认为周期性放电模式的发生频率越高，其对患者的伤害越大，严重时甚至可能造成细胞死亡，因此，三相波最为被关注的特征为发放速率，又称为三相波的频率。常用的刻画三相波发放速率的指标为三相波间的时间间隔（inter-TPW intervals，ITIs），ITIs 的倒数即定义为三相波的发放速率或频率。为了计算三相波的频率，我们采用半自动标记系统 Neurobroswer[16] 对 EEG 中的所有三相波进行标记，并据此计算相邻 TPW 间的时间间隔。图 6.4(a)展示了采集于肝性脑病患者的 30s 头皮脑电片段，其中被粉色条状覆盖的波形即为

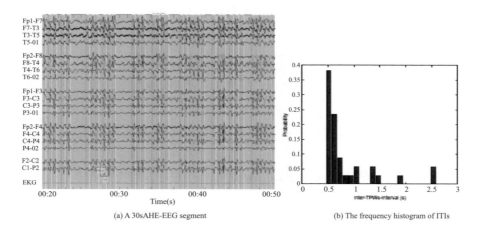

(a) A 30sAHE-EEG segment　　　　　(b) The frequency histogram of ITIs

图 6.4　30sAHE-EEG 片段及其 ITI 频率直方图

标记的三相波。

给定 AHE-EEG，假设该片段共包含 K 个三相波。记第 k 个三相波与第 $(k+1)$ 个三相波间的时间间隔为 I_k，则可得该片段的间隔序列为 $I=\{I_1,I_2,\cdots,I_{K-1}\}$。在序列 I 中取最大值与最小值，并分别记为 $I_{\max}$ 与 $I_{\min}$，则可进一步计算其频率直方图为

$$F=(P_1,P_2,\cdots,P_M),\qquad\qquad(6.31)$$

其中，P_i 表示 I 落入区间 $[\lfloor I_{\min}\rfloor+(i-1)\Delta t,\lfloor I_{\min}\rfloor+i\cdot\Delta t]$ 的概率，$\Delta t=\dfrac{\lfloor I_{\max}\rfloor-\lfloor I_{\min}\rfloor}{M}$。图 6.4(b) 展示了对应于图 6.4(a) 的 ITI 频率直方图。

接下来，在计算的 ITI 频率直方图的基础上，本章进一步引入基于粒子滤波的模型参数自动估计方法。令 S 表示临床记录到的 AHE-EEG 信号，$v(\Theta)$ 表示 AHE-CM 模型的模拟输出信号，并令 $F(S)$，$F(v)$ 分别为 S 与 $v(\Theta)$ 的 ITI 频率直方图，其中 Θ 为模型参数向量。令 d 表示 $F(S)$ 与 $F(v)$ 间的 Bhattacharyya 距离，本章基于 F 定义

$$h=\frac{1}{\sqrt{2\pi\sigma}}e^{\frac{-d^2}{2\sigma}}$$

为粒子滤波的适应度函数，用以度量 $F(S)$ 与 $F(v)$ 间的差异性。在此基础上，结合粒子滤波算法，提出了一种基于粒子滤波的神经集群模型参数自动估计算法，具体步骤可总结为算法 6.1。

算法 6.1(基于粒子滤波的参数自动估计算法(PF-POM))

给定 AHE-EEG 信号 $S=(S_1,\cdots,S_N)^{\mathrm{T}}$，信号分割的片段长度 l，记参数粒子集为 Θ，其中粒子个数为 M。

步骤 1：将信号 S 分割为长度为 l 的不重叠片段，记为 $\{\overline{S}_1,\overline{S}_2,\cdots,\overline{S}_K\}$，其中 $K=[N/l]$。

步骤 2：参数粒子集的初始化。令 $k=1$，按照连续概率分布生成 $\Theta_k=\{\Theta_k^1,\Theta_k^2,\cdots,\Theta_k^M\}$。

步骤 3：参数粒子集的更新，令 $k=2:K$。

3.1 对每一给定粒子 Θ_k^m，根据 AHE-CM 模型 (6.10)—(6.22) 生成长度为 l 的模拟输出，记为 $v(\Theta_k^m)m=1,2,\cdots,M$。

3.2 采用式 (6.31) 分别计算 $\overline{v}(\Theta_k^1),\cdots,\overline{v}(\Theta_k^M)$ 及 $\overline{S}_k$ 的特征 F，记为 $F(\overline{v}$

$(\Theta_k^1))$，$\cdots$，$F(\overline{v}(\Theta_k^M))$ 及 $F(\overline{S}_k)$。

3.3　计算每个粒子的权值，

$$w_k^m = \frac{-1}{\sqrt{\{2\pi\}}\sigma}\exp\left(\frac{d(\mathrm{F}_1(\overline{S}_{k+1}),\mathrm{F}_1(\overline{v}_{k+1}^i))}{\sqrt{\{\sigma\}}}\right)^2, m=1,\cdots,M,$$

并对其归一化处理，为方便，仍记为 $w_k^m (m=1,2,\cdots,M)$。

3.4　采用上述权重，以及文献[77]中的重采样方法对参数粒子集 $\{\Theta_k^1,\Theta_k^2,$ $\cdots,\Theta_k^M\}$ 进行重要性重采样，并对重复被采样的粒子进行随机扰动，以最终生成新的粒子集，记为 $\Theta_{k+1}=\{\Theta_{k+1}^1,\Theta_{k+1}^2,\cdots,\Theta_{k+1}^M\}$。令 $k:=k+1$ 及 $\Theta_k:=\Theta_{k+1}$，并返回步骤 3.1。

所提的 PF-POM 的步骤如图 6.5 所示。

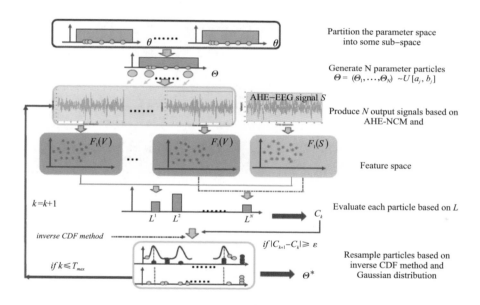

图 6.5　基于粒子滤波的模型参数估计方法

6.3　数值实验

6.3.1　AHE 脑电数据集

本章所用的脑电数据来自麻省总医院（massachusetts general hospital，

MGH）的 7 名肝性脑病住院患者的长时程头皮 EEG。在脑电记录过程中采用 19 电极脑电图仪，且由专业医师不断刺激患者以确保患者尽可能保持清醒。7 名患者的部分信息如表 6.2 所列，包括性别、年龄和关键诊断信息。本章在分析中使用双极导联方式显示 EEG，其中每个 EEG 信号各为 18 通道，采样率为 128Hz。本章分别从 7 名患者的长时程脑电记录中选择 30min 脑电片段，并且采用 0.5Hz 高通和 60Hz 陷波滤波器对数据进行去噪处理。每个去噪后 AHE-EEG 中片段的 TPW 都在 NeuroBroswer 中进行标注。由于 TPW 通常在两个大脑半球同步出现，且在所有通道同时出现，具有良好的位置对称性与时间同步性，因此本章只标记某一通道上某一时刻的信号，而在位于其他通道的信号则被默认为同样出现 TPW。

表 6.2　肝性脑病患者的相关信息

病患	性别	年龄	诊断信息
1	M	73	4,11
2	F	80	4,11
3	M	69	4,11
4	M	61	4,11
5	M	77	4,11
6	F	64	4,11
7	F	82	4,11

注：肝脏异常＝4；毒性代谢肝性脑病＝11。

6.3.2　数值实验结果与分析

1. AHE-CM 模型对于模拟三相波的性能验证

在 AHE-CM 模型中与所加入的三个生理机制相关的参数为 τ_e^{rec}，τ_i^{rec}，F_{an}，γ_i，在此称它们为 AHE-CM 模型的关键参数，其他所有参数取值则如表 6.1 中所列。

在所有数值模拟中，均采用欧拉算法求解模型，步长为 0.1ms，相关代码可见 https：// github. com/jill-Song/AHE-code。本章首先研究了关键参数不同时，模型所有可能的模拟波形。对每一个模拟脑电片段，计算该片段上的平均

ITI 值(mean ITI, M-ITI),并采用 M-ITI 将所有模拟信号分为七种类型。其定义如表 6.3 所列,所对应的模拟波形示例及标签如图 6.6(a)所示。类型 1 代表着一种低幅(low voltage)放电模式,不存在明显的三相波,因而不计算其频率。标签 2 到标签 7 的模拟信号中三相波的 M-ITI 逐渐减小,即频率逐渐增加。

表 6.3　模拟信号的类型标签

M-ITIs	$\geqslant 2.5$	$(1.5, 2.5]$	$(0.7, 1.5]$	$(0.4, 0.7]$	$(0.2, 0.4]$	$\leqslant 0.2$
标签	2	3	4	5	6	7

图 6.6(b)展示了不同参数取值的 40s 模拟信号的类型分布,其中在$(F_{am}, \gamma_i) \in (3, 1.5, 0.8) \times (0.065, 0.032, 0.014)$,共包含九种情形。在每一情形下,$\tau_e^{rec}$ 从 500 到 20000 以步长 100 进行离散取值,τ_i^{rec} 则从 250 到 2500 以步长 50 进行离散取值。也就是说,图 6.6(b)中的每一幅子图都包含 195×45 个标记好的模型模拟输出。从图 6.6(b)中,可以观察到对于较大的(F_{am}, γ_i),越多高频的模拟信号被产生,而低频模拟信号则在(F_{am}, γ_i)较小取值时更容易产生(对应于图

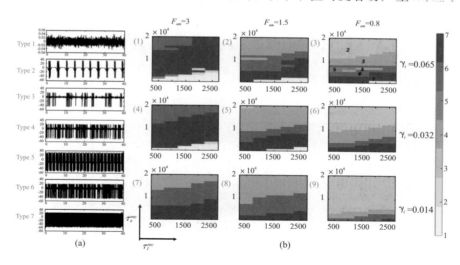

图 6.6

(a)七种类型的模拟信号的示例以及对应的标签;(b)模型模拟信号的

类型分布情况,其中$(F_{am}, \gamma_i) \in (3, 1.5, 0.8) \times (0.065, 0.032, 0.014)$,

$\tau_e^{rec}(500:100:20000)$, $\tau_i^{rec}(250:50:2500)$

6.6(b)右下方的子图)。另一方面,对于固定的 F_{am} 与 γ_i(以图 6.6(b)中子图 3 为例),当 τ_e^{rec} 减小以及 τ_i^{rec} 同时增大时,三相波的频率越来越大。即从类型 2 逐渐过渡为类型 7。

其次,本章以图 6.6(b)中某一参数组合下的模型输出为例来说明 liley 模型中增加的三个生理机制对于三相波产生的影响与作用。图 6.7 展示了四种不同情况下的模拟输出,依次展示了当机制逐个加入 Liley 模型时,模型模拟输出的演变过程。图 6.7(a)为原始 Liley 模型的模拟输出,表现为一般的背景脑电模式,此时所有参数的取值为各自的标准值(如表 6.1 所列)。图 6.7(b)展示了当第一个机制融入 liley 模型后的模拟输出,可以观察到,周期性放电开始出现。此时突触后膜电位的最大幅值 Γ 由公式(3.1)所确定,其中 $\Gamma_k^{rest}=0.71(k\in\{e,i\})$,

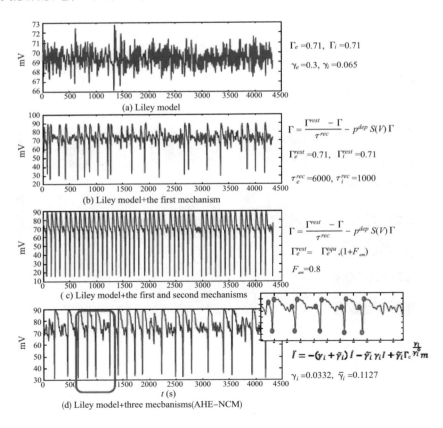

图 6.7 Liley 模型中增加的三个生理机制对于产生三相波的作用

$\tau_e^{rec} = 6000, \tau_i^{rec} = 1000$。当第二个机制加入时,模拟输出如图 6.7(c)所示,显然放电的周期性愈加明显。此时,Γ 由公式(6.1)和(6.3)共同确定,其中 $F_{am} = 0.8$。当所有机制加入时(AHE-CM 的模拟输出),出现了明显的三相波放电(如图 6.7(d)所示),Γ 的估计值与上述相同,衰减速率参数 γ_i 由公式(6.5)所确定。为了能够更清晰地展示所模拟的三相波,图 6.7(d)对其中一小段模拟波形进了放大,从中我们能明显观察到波形的三个相(由红色的实心点所标记)。

2. 参数自动估计算法 PF-POM 的性能验证

本小节采用模型 AHE-CM 生成模拟 EEG 信号,并据此进一步验证所提算法 PF-POM 在确定最优参数取值中的有效性。在这一情形下,将生成模拟 EEG 信号时的参数取值作为“基准(ground truth)”,与所估计的最优参数值进行比较。

下面以参数 $\tau_e^{rec}, \tau_i^{rec}$ 为例进行详细阐述,此时令 $F_{am} = 0.8, \gamma_i = 0.032$,其他参数按照表 6.1 进行设置。根据参数 τ_e^{rec} 和 τ_i^{rec} 的取值范围分别为 $[500, 20000]$ms 和 $[250, 2500]$ms,首先令 $\tau_i^{rec} \in [0.25, 2.5]$s,将 τ_e^{rec} 的取值范围分割为五个集合,这样参数空间($\tau_e^{rec}, \tau_i^{rec}$)就被分为五个子空间(如表 6.4 所列)。其次,对于生成的模拟 EEG 信号,先分别计算该片段 TPW 时间间隔序列 I 及其均值。将与表 6.4 中每一子空间所对应的比较,并选择差异性最小的对应子空间为恰当的子空间,进而在所选定的子空间中生成粒子(在数值实验中设置粒子数为 50)。

表 6.4　参数空间($\tau_e^{rec}, \tau_i^{rec}$)的分割

参数($\tau_e^{rec}, \tau_i^{rec}$)(s)	子空间	mean($I(S)$)(s)
$[0.5, 6] \times [0.25, 2.5]$	1	$\leqslant 0.5$
$[6, 8] \times [0.25, 2.5]$	2	$(0.5, 0.7]$
$[8, 11] \times [0.25, 2.5]$	3	$(0.7, 0.9]$
$[11, 15] \times [0.25, 2.5]$	4	$(0.9, 1.1]$
$[15, 20] \times [0.25, 2.5]$	5	> 1.1

图 6.8 分别展示了两个模拟 EEG 信号 S_{fast} 与 S_{slow} 分别对应高频和低频,及其对应的频率直方图(记为 $I(S_{fast})$ 与 $I(S_{slow})$)。从图 6.8(b)可以观测到,频率直方图 $I(S_{fast})$ 服从类似左偏的标准正态分布,这意味着信号 S_{fast} 中绝大部分 TPW 的 ITI 间隔较小,即平均的 TPW 三相波频率较大。相反,直方图 $I(S_{slow})$

的分布相对更为均匀，这意味着 S_{slow} 对应较小的平均 TPW 波频率。

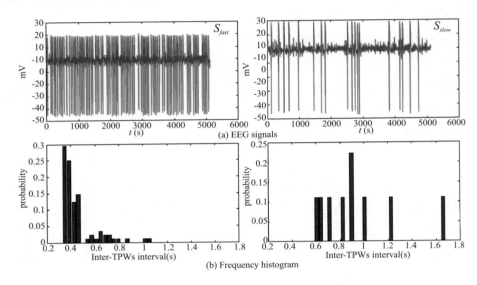

(a) EEG signals

(b) Frequency histogram

图 6.8　信号 S_{fast} 与 S_{slow} 对应的 TPW 时间间隔的频率直方图

最后验证 PF-POM 算法在估计模型参数中的性能。给定"基准参数值" $(\tau_e^{rec}, \tau_i^{rec}) = (1100, 600)$，根据公式（6.10）－（6.22）计算模型输出，得到"基准 EEG"（如图 6.10 红色曲线所示，标记为"ground truth"）。将 PF-POM 应用于 "基准 EEG"可得最优估计参数，记为 $(\tau_e^{rec})^*$ 与 $(\tau_i^{rec})^*$。图 6.9 给出了 50 次参数 估计的结果。从图中显然可以看出，所提算法可以较好地还原"基准参数值"。 进一步，随机选取一次参数估计的结果，根据公式（6.10）－（6.22）计算模型输

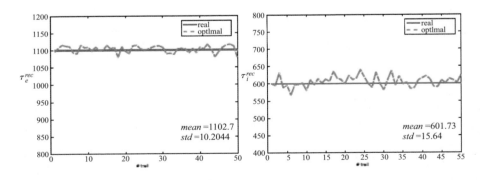

图 6.9　采用 PF-POM 算法关于参数 τ_e^{rec} 与 τ_i^{rec} 的自动估计结果（50 次）

出,得到"模拟 EEG"(如图 6.10 中绿色曲线所示,标记为"simulated")。通过"基准 EEG"与"模拟 EEG"在形态上的相似度算法,可进一步说明所提 PF-POM 算法在 AHE-CM 参数自动估计中的有效性。

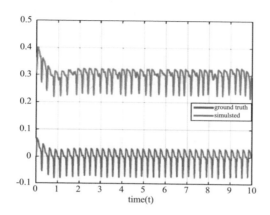

图 6.10 "基准 EEG"(标记为"ground truth")与对应最优参数
取值的"模拟 EEG"(标记为"simulated")

3. AHE-EEGs 中 TPW 产生及其频率变化机制的解释

本小节主要关注临床 AHE-EEGs 中 TPW 产生及其频率变化与肝性脑病内在机制间的关系。我们首先验证所提模型能够模拟临床 AHE-EEG 中的 TPW 频率特性。从图 6.6 中可以看出,TPW 的频率变化主要依赖于参数 τ_e^{rec} 与 τ_i^{rec}。尤其当 $F_{am}=0.8$ 且 $\gamma_i=0.065$ 时,从图 6.6(b)中子图(3)可以观察到 TPW 不同模式的显著变化。因此,在接下来的数值实验中,仅考虑参数 τ_e^{rec} 与 τ_i^{rec} 的变化对 TPW 的影响。首先每一患者的 AHE-EEG 数据被分割为 20s 的脑电片段,这样 30minEEG 中共包含 90 个片段。对于每一脑电片段,采用 PF-POM 算法估计 τ_e^{rec} 与 τ_i^{rec},进而得到此估计参数下模型的模拟 EEG。表 6.5 给出了七位患者临床 AHE-EEG 中三相波的个数(记为 TA),模拟 EEG 中三相波的个数(记为 TS),AHE-EEG 中平均三相波时间间隔(记为 MA),模拟 EEG 中平均三相波时间间隔(记为 MS),以及刻画它们之间差异性的指标"error"。本章采用 $\dfrac{|TA-TS|}{|TA|}$ 刻画 TA 与 TS 间的误差,其最大误差与最小误差分别为 0.0734 与 0.0322;采用 $|MA-MS|$ 刻画 MA 与 MS 间的误差,其最大误差与最小误差分别

为 0.0196 与 0.0587。从上述结果可以看出,从 TPW 频率分布的角度而言,所提"AHE-CM＋PF-POM"方法得到的模拟 EEG 与临床真实 AHE-EEGs 表现十分相似。具体可见图 6.11,其中图 6.11(a)展示了来自"病患 1"的 20s 的 AHE-EEG 片段,粉色条状为标记的三相波,即共包含 30 个,其平均三相波时间间隔为 0.6442;图 6.11(b)为 20s 模拟 EGG 片段,此时共包含生成了 29 个 TPW,平均 ITI 为 0.6679s。

表 6.5　AHE-EEG 与模拟 EEG 的比较

病患	AHE-EEG		模拟 EEG		误差	
	No. of TPWs (TA)	mean of ITIs (MA)	No. of TPWs (TS)	mean of ITIs (MS)	No. of TPWs	mean of ITIs
1	1710	0.9065	1765	0.8824	0.0322	0.0241
2	1924	0.9343	1816	0.9539	0.0561	0.0196
3	1705	1.0557	1799	1.0126	0.0551	0.0431
4	1701	1.0583	1621	1.1145	0.0471	0.0562
5	1374	1.3093	1466	1.2642	0.0669	0.0451
6	1639	1.0981	1522	1.1568	0.0714	0.0587
7	1513	1.1888	1402	1.2159	0.0734	0.0271

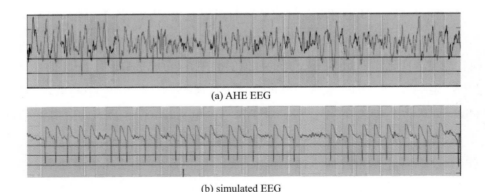

(a) AHE EEG

(b) simulated EEG

图 6.11　来自"病患 1"的 20s 的 AHE-EEG 片段(20s)以及通过所提方法 "AHE-CM＋PF-POM"得到的模拟 EEG 片段

其次,我们对 AHE-EEG 中 TPW 频率与肝性脑病内在机制间的关系进行初步的解释。从每个患者的 90 个脑电片段中随机选择 9 个片段，基于上述实验结果，可以得到它们的 M-ITIs 值，以及每一片段对应的参数最优估计值（(τ_e^{rec})*，(τ_i^{rec})*）。图 6.12 展示了 63 个（9×7）片段的结果，图中每个点的位置对应模型最优参数值，每个点上的数值代表了对应脑电片段的 M-ITI 值。可以看出，相对较小 M-ITI（即较高的三相波频率）的脑电片段大多位于图中的右下角（对应较小的 τ_e^{rec} 与较大的 τ_i^{rec}），而位于图 6.12 左上方的脑电片段大多拥有相对较大的 M-ITI（较低的三相波频率），对应着较大的 τ_e^{rec} 与较小的 τ_i^{rec}。

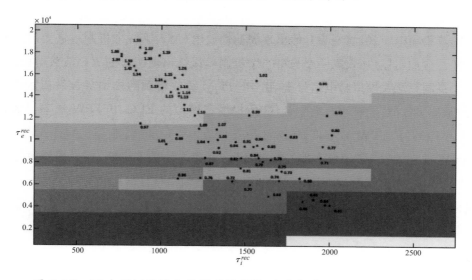

图 6.12　63 个（9×7）脑电片段平均 ITIs 在参数空间 $\tau_e^{rec} \times \tau_i^{rec}$ 上的分布

从生理角度来看，上述结果也是合理的。我们知道，参数 τ_e^{rec} 与 τ_i^{rec} 分别代表兴奋性和抑制性活动的恢复时间，当 τ_e^{rec} 的值越小时，意味着兴奋性活动的恢复越快，此时更高频放电的产生更为容易。同理，若 τ_i^{rec} 越大，意味着抑制性活动恢复越慢（对兴奋性活动的抑制相对变弱），此时同样有利于兴奋性活动较快产生。基于上述分析，本章给出假设：临床 AHE-EEG 中 TPW 的放电频率与兴奋性和抑制性神经群的恢复时间有关。

6.4　本章小结

本章提出了一种用于研究周期性痫样放电"三相波"的神经计算模型（AHE-

CM)。首先选取三个急性肝性脑病（AHE）产生的神经病理机制，即神经元兴奋性增加，突触传递受损以及突触后抑制增强，通过对上述机制逐一进行数学刻画，并将其融入 Liley 神经集群模型，建立了一个新的 AHE 神经计算模型；其次，基于频率直方图构建适应度函数，并在此基础上提出了一种基于粒子滤波的模型参数自动估计方法（PF-POM），进而结合临床采集的脑电数据完成了 AHE-CM 模型中主要参数值的估计；最后，采用美国麻省总医院神经内科七位 AHE 患者的临床脑电数据（AHE-EEG），通过数值实验对所提方法的有效性进行了验证。数值实验结果表明：①当机制逐个加入 Liley 模型时，模型的模拟输出由一般的背景脑电模式，演变为开始出现周期性放电（加入第一个机制），进而放电的周期性愈加明显（加入第一个与第二个机制），最终出现明显的三相波放电（加入三个机制）；②在模拟脑电信号上，由 PF-POM 算法得到的模型参数最初估计值与"基准参数值"能够较好地吻合；③所提模型模拟的 EEG 中 TPW 频率与临床 AHE-EEG 中 TPW 频率间的最大误差约为 0.06。特别地，对 AHE-EEG 中"TPW 出现频率"与"AHE 内在机制间"的关系进行初步解释，并根据所得结果给出了一个理论假设：AHE-EEG 中 TPW 放电频率与兴奋性和抑制性神经元群的恢复时间有关。

第7章

面向继发性脑损伤的痫样放电机制研究

原发性脑损伤（primary brain injury，PBI）是指由外力直接作用于头部后导致神经组织立即发生的损伤，主要包括缺血性中风、外伤性脑损伤（traumatic brain injury，TBI），以及蛛网膜下腔出血（subarachnoid hemorrhage，SAH）等。原发性脑损伤后，颅内会出现多种病理性变化，如颅内压升高、血脑屏障损伤、脑水肿、脑血管痉挛，从而导致神经组织损害进一步加重，这一过程被称为继发性脑损伤（secondary brain injury，SBI）。继发性脑损伤是 PBI 后对神经系统的又一次严重打击，这些二次打击会显著恶化原发性损伤所造成的伤害，是导致原发性脑损伤死亡的重要原因。若能在 PBI 之后，及时采取恰当的控制与治疗措施，则能够有效防止其进一步演化为 SBI，大大降低脑损伤所导致的死亡率。然而，PBI 是如何导致脑组织额外的病理性改变，进而诱发 SBI 产生的内在病理机制尚不清晰。

相关研究表明，SBI 的发生伴随着长期的"代谢危机"状态，即神经元受损同时代谢需求增加的一种病理状态。[53-54] 这一状态最初被认为主要是由大动脉缺血所引起，然而最近的生理实验结果为这一现象提出了一个新的解释框架——"代谢供需不匹配假说（metabolic supply demand mismatch hypothesis，MSDMH）"[86]，即代谢需求增加与代谢供应减少共同导致了"代谢危机"的发生。根据 MSDMH，当神经组织受到 PBI 影响后，组织内的代谢供应减少，而与此同时，大脑内常常会产生异常的神经活动（例如癫痫发作、周期性放电等），这使得神经组织对代谢需求急剧增加，严重的代谢供需不平衡导致神经功能缺损，从而可能诱发 SBI。[85] 代谢供需失衡假设为 PBI 诱发 SBI 提供了一种可能的机制解释，但并未对其中所发生的分子层面的病理改变进行刻画,而这对于理解 SBI 的产生,进而设计针对性的控制治疗方案,优化 SBI 预防具有重要意义。

　　基于此,本章将从神经计算模型角度出发,通过对 MSDMH 中与 PBI 密切相关的病理性改变进行数学刻画,研究这些病理性改变与癫痫样放电/周期性放电及 SBI 发生间的关系,以进一步给出 PBI 演化至 SBI 的可能路径。首先,选取了三个与 PBI 密切相关的病理性改变:①细胞外氧含量减少;②细胞外钾离子浓度升高;③兴奋性毒性增强。通过对上述病理性改变逐一进行数学刻画,并将其融入 Hodgkin-Huxley 模型,建立一个新的继发性脑损伤模型(SBIM);其次,定义脑损伤程度、癫痫样放电强度,并对其进行定量刻画;最后,通过所构建的 SBIM 以及所定义的量化指标,研究了三种病理性改变如何促使癫痫样放电/周期性放电(periodic discharges, PDs)的产生,进而诱发 SBI 的发生(如图 7.1 所示)。进一步,通过所提模型对相关文献中一些重要的生理发现进行了验证,如:①脑损伤时常导致癫痫发作和周期性放电;②癫痫发作和 PDs 与脑组织缺氧相关;③严重的脑损伤与频繁的癫痫发作或高频率的 PD 相关。

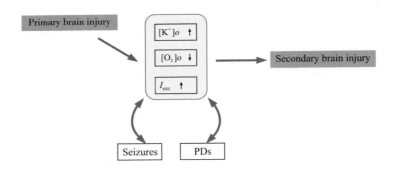

图 7.1　SBI 的概念模型:O_2 水平、细胞外 K^+ 水平和兴奋毒促使
癫痫样放电/周期性放电的产生,进而诱发 SBI

7.1　SBI 模型的构建

7.1.1　SBI 神经病理机制

　　原发性脑损伤发生后,存在多种病理性改变,本章将重点放在三个有大量研

究表明对 SBI 产生起到关键作用的病理机制:①细胞外钾离子浓度升高;②细胞外氧含量减少;③兴奋性毒性增加。具体描述如下:

机制一:细胞外钾离子浓度升高。大量实验发现,在多种类型的 PBI 之后,细胞外的钾离子水平($[K^+]_o$)均显著增加。在缺血性脑损伤早期,由于血流量减少导致离子泵受损,会使得细胞外 K^+ 不断累积;患有 SAH 的大鼠模型也显示溶血产物血红蛋白和细胞外 K^+ 在蛛网膜下腔中大量累积[88];Kubota 等人发现实验创伤性脑损伤或脊髓损伤模型中均出现了$[K^+]_o$大量增加的现象[87];脑震荡损伤后,大量 K^+ 通过电压门控钾离子通道流出,$[K^+]_o$急剧增加,同时神经元发生强烈的异常放电活动。[89]

机制二:细胞外氧气含量减少。多种动物模型与生理实验发现,急性期 TBI 后,由钙介导的线粒体呼吸功能损伤及早期细胞死亡,使得脑氧代谢率至少降低 50%。[55,85]Martin 等人在对 SAH 患者发生 SBI 的研究中发现,两个半球的脑血流量和脑氧代谢率都发生了明显降低。[90]Xia 等人通过生理实验发现,缺血性中风患者大脑中去氧血红蛋白增加,进而导致皮质静脉中的血氧饱和度显著降低。[91]

机制三:兴奋性毒性。兴奋性毒性是兴奋性神经递质谷氨酸受体过度激活而损伤或杀死神经元的病理过程,其往往伴随急性脑损伤。一些实验证据表明,由 TBI 诱导的细胞膜去极化会导致毒蕈碱胆碱能/NMDA 谷氨酸受体过度激活,进而会显著促进 TBI 病理恶化。[92]Katayama 等人指出中度 TBI 后 2min 内谷氨酸含量增加 90%。[93]Faden 等人发现严重 TBI 后,谷氨酸和天冬氨酸含量分别增加了 940% 和 1849%。[94]在缺血性中风中,大脑血流供应减少导致膜去极化以及电压门控钙通道的激活,进而导致兴奋性氨基酸过度释放。[95]

此外,大量研究表明癫痫发作是 PBI 转化为 SBI 的过程中所发生的主要异常电活动。相关文献指出高达 25% 的 TBI 患者和 12% 的蛛网膜下腔出血患者的脑电图中会出现癫痫发作。[96]癫痫发作不仅与 TBI 后早期的死亡率升高有关,而且还是 TBI 后数年死亡的主要风险因素。而周期性放电是一种与癫痫性发作密切相关的脑电模式,也常伴随继发性脑损伤的发生而出现。[86,56]

7.1.2　SBI 模型的构建

Wei 等人基于 HH 模型研究了癫痫发作的产生机理,证明 HH 模型能够在一定程度上模拟癫痫样放电。鉴于 HH 模型在癫痫性发作机理研究中的成功应用，我们拟以 HH 模型为基础原型，通过对上述三种病理机制进行数学刻画，并将其融入 HH 模型，构建一个新的继发性脑损伤模型 SBIM。

(1)细胞外钾离子浓度($[K^+]_o$)的数学刻画

为了研究$[K^+]_o$对 SBI 发生的影响，需要对$[K^+]_o$的动力学特性进行刻画。此时，$[K^+]_o$不再是一个常值，因此我们首先将 HH 模型中的$[K^+]_o$由常量变为一个变量。根据文献[97]可知$[K^+]_o$的变化主要受到五种电流的影响，即跨膜 K^+电流(I_K)、Na^+-K^+泵电流(I_{pump})、胶质 Na^+-K^+泵电流($I_{gliapump}$)、胶质缓冲电流(I_{glia})、K^+横向扩散电流(I_{diff})。基于这一认识，我们定义$[K^+]_o$的动力学方程为

$$\frac{d[K^+]_o}{dt} = \gamma\beta I_k - 2\beta I_{pump} - I_{diff} - I_{glia} - 2I_{gliapump} 。 \tag{7.1}$$

其中，γ是变换系数，用于将电流密度转化为浓度变化率，β表示细胞内体积与细胞外体积之比的无量纲系数。

(2)细胞外氧含量($[O_2]_o$)的数学刻画

为了研究$[O_2]_o$对 SBI 发生的影响，需要进一步对$[O_2]_o$的动力学特性进行刻画。文献[97]指出，O_2 的供给主要受体内微血管系统或体外实验中的浴液($[O_2]_{bath}$)所控制。从氧化磷酸化的过程中（$C_2H_{12}O_6 + 6O_2 \rightarrow 6CO_2 + 6H_2O + 36ATP$）可知，$O_2$ 的消耗主要源于生成 ATP，而生成的 ATP 主要用于神经元离子泵和神经胶质泵的各种活动。基于上述认识，我们定义$[O_2]_o$变化速率的微分方程为

$$\frac{d[O_2]_o}{dt} = -\alpha\lambda(I_{pump} + I_{gliapump}) + \epsilon_0([O_2]_{bath} - [O_2]_o) 。 \tag{7.2}$$

其中等式左侧$\frac{d[O_2]_o}{dt}$表示氧气的变化速率($[O_2]_{rate}$)，等式右侧第一项代表神经元离子泵和神经胶质泵的耗氧量，第二项代表体外实验中浴液的供氧量。参数 α 是转换因子，主要用于将泵电流转换为氧浓度变化，ϵ_0 为氧气的扩散速率。进一步，我们将上述方程加入 HH 模型。

(3)兴奋性毒性的数学刻画

兴奋性毒性是由兴奋性神经递质谷氨酸受体（包括 NMDA 和 AMPA 受体）

的过度激活而导致神经元受损或死亡的病理过程。因此,可以在一定程度上采用 NMDA/AMPA 受体介导的突触电流代表兴奋性毒性。为简单起见,我们忽略兴奋性受体的类型,直接采用兴奋性突触电流(I_{exc})来模拟神经元兴奋性毒性,并将其加入 HH 模型。兴奋性突触电流具体定义为

$$I_{exc} = -g_{excite}(t)(V - E_{excite}),\qquad(7.3)$$

其中 g_{excite} 表示与时间相关的兴奋性电导。根据 Destexhe 等人的工作,我们采用扩散近似方程对兴奋性电导的动力学特性进行刻画[99]:

$$\frac{\mathrm{d}g_{excite}}{\mathrm{d}t} = \frac{-1}{\tau_{excite}}(g_{excite} - g_{mean}) + \sqrt{D_{excite}}\zeta_{excite}\,。\qquad(7.3a)$$

其中,τ_{excite} 为时间常数,ζ_{excite} 表示白噪声过程,D_{excite} 是噪声过程的扩散系数,E_{excite} 为相应的反转电位。

(4)SBIM 的数学公式

要将公式(7.1)—(7.3a)进一步融入 HH 模型,还需对公式中的其他变量以及 HH 模型中的反转电位 E_{Na}、E_K 和 E_{Cl} 进行数学刻画。由 HH 模型可知,反转电位 E_{Na}、E_K 和 E_{Cl} 取决于离子浓度。因此,我们首先在下文中分别对每一离子浓度的计算进行阐述。

根据 Cressman 等人的工作,细胞内 K^+($[K^+]_i$)的流出量是由 Na^+ 的流入量对其进行补偿[98]而得到,因此可采用如下公式计算 $[K^+]_i$:

$$[K^+]_i = [K^+]_{i,rest} + ([Na^+]_{i,rest} - [Na^+]_i),\qquad(7.4)$$

这里,$[K^+]_{i,rest}$ 和 $[Na^+]_{i,rest}$ 表示 $[K^+]_i$ 和 $[Na^+]_i$ 的静息值。

根据文献[100],$[Na^+]_i$ 和 $[Na^+]_o$ 由如下方程所计算:

$$\frac{\mathrm{d}[Na^+]_i}{\mathrm{d}t} = -\gamma I_{Na} - 3I_{pump},\qquad(7.5)$$

$$[Na^+]_o = [Na^+]_{o,rest} - \beta([Na^+]_i - [Na^+]_{i,rest}),\qquad(7.6)$$

这里,$[Na^+]_{o,rest}$ 表示神经元在正常静息条件下的 $[Na^+]_o$。进一步,假设 $[Cl^-]_i$ 和 $[Cl^-]_o$ 为常值 6mM 和 130mM。[98]

其次,鉴于 I_{pump}、I_{glia}、$I_{gliapump}$ 以及 I_{diff} 在 $[K^+]_o$ 和 $[O_2]_o$ 刻画中的重要作用,我们进一步对这四种电流的刻画进行阐述。我们主要采用了 Cressman 等人工作中对四种电流的刻画方式[98],即

$$I_{pump} = \frac{\rho}{1+[\exp(25-[Na^+]_i)/3]} \times \frac{1}{1+\exp(5.5-[K^+]_o)}, \tag{7.7}$$

$$I_{glia} = \frac{G_{glia}}{1+\exp\left[\dfrac{(18-[K^+]_o)}{2.5}\right]} \tag{7.8}$$

$$I_{gliapump} = \frac{1}{3}\frac{\rho}{1+[\exp(25-[Na^+]_i)/3]} \times \frac{1}{1+\exp(5.5-[K^+]_o)}, \tag{7.9}$$

$$I_{diff} = \epsilon_k([K^+]_o-[K^+]_{bath}), \tag{7.10}$$

其中，G_{glia} 为胶质细胞摄取强度，ρ 为离子泵/胶质泵的强度，且满足

$$\rho = \frac{\rho_{max}}{1+\exp\left[\dfrac{(20-[O_2]_o)}{3}\right]},$$

这里，ρ_{max} 为完全充氧状态时离子泵的最大强度；$[K^+]_{bath}$ 为体外实验中浴液的钾离子浓度；ϵ_k 为钾离子扩散速率，代表 K^+ 通过星形胶质细胞运输并从其末端释放到血管中的速度。而相关研究表明神经胶质细胞与血管之间的离子转运主要依赖于 Na^+/K^+ 泵的主动转运，而这又与氧气浓度有关。[57]因此，我们进一步将 ϵ_k 建模为与 O_2 变化密切相关的变量，具体为

$$\epsilon_k = \frac{\epsilon_{k,max}}{1+\exp\left(\dfrac{-[O_2]_{bath}-5}{5}\right)}, \tag{7.11}$$

其中 $\epsilon_{k,max}$ 是最大钾离子扩散速率。

结合 HH 模型与公式(7.1)—(7.11)，即可得 SBI 模型的数学表达式。最终的模型输出为膜电位 V，且满足

$$\frac{dV}{dt} = \frac{1}{C}(I_e - I_{Na} - I_K - I_{Cl} + I_{erc}), \tag{7.12}$$

图 7.2 展示了 SBI 模型中所有变量之间的相互关系。其中，单向箭头($A\rightarrow B$)表示变量 A 对变量 B 存在影响，双向箭头($A\leftrightarrow B$)表示变量 A 和变量 B 之间存在相互影响。模型中对应参数的参考取值如表 7.1 所列。

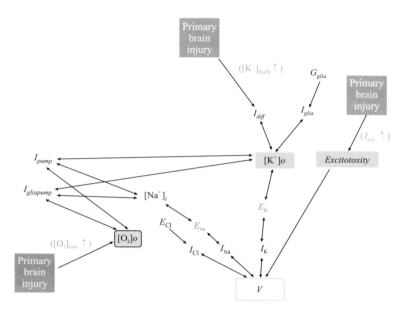

图 7.2　SBI 模型中所有变量的关系图

表 7.1　SBI 模型中参数的参考取值

Parameter	Values(units)	Parameter	Values(units)	Parameter	Values(units)
G_{Na}	$30(mS/cm^2)$	ρ_{max}	$1.25(mM/s)$	γ	$0.0445(mM/s)/$ $(\mu A/cm^2)$
G_{NaL}	$0.01750(mS/cm^2)$	C	$1(\mu F/cm^2)$	$[O_2]_{bath}$	$32(mg/l)$
G_K	$25(mS/cm^2)$	α	$5.3(g/mol)$	$[K^+]_{bath}$	$4mM$
G_{KL}	$0.05(mS/cm^2)$	λ	1	E_{excite}	$0mV$
G_{ClL}	$0.05(mS/cm^2)$	ϵ_0	$0.17s^{-1}$	$[Na^+]_{i,rest}$	$18mM$
E_{Cl}	$-81.9386mV$	G_{glia}	$8(mM/s)$	$[K^+]_{i,rest}$	$140mM$
β	7	$\epsilon_{k_{max}}$	$0.33s^{-1}$	$[Na^+]_{o,rest}$	$144mM$
Thr	$24mg/l$	Thr_1	$-88mV$	Thr_2	$60mV$
g_{mean}	$0.005(mS/cm^2)$	D_{excite}	1	τ_{excite}	$3.3ms$

7.2 数值实验

7.2.1 实验设置

Wei 等人发现癫痫(或 PDs)发作期间以及发作之后,由于离子泵需要消耗大量能量用以恢复离子梯度,导致大脑中氧气的利用率显著增加,同时由于氧气从微血管环境中扩散到细胞外还需耗费一定的时间,无法及时补偿所消耗的氧气,这共同导致了脑组织缺氧。[97]而且 Witsch 等人发现这种缺氧状态对脑组织的影响取决于癫痫发作的放电频率(高频放电导致更多的代谢压力,急性脑损伤后无法充分补偿)。[86]为了进一步探讨癫痫(或 PDs)发作、脑组织缺氧和脑损伤之间的关系,我们定义如下两个指标。

首先,定义"缺氧指数(HI)"来表示缺氧的累积负荷,

$$HI = \int_0^T \Theta(Thr - [O_2]_o)(Thr - [O_2]_o)\mathrm{d}t.$$

根据文献[101],缺氧程度能够在一定程度上用于衡量 SBI 的严重程度,其中 Thr 称为"脑损伤阈值",$\Theta(\cdot)$ 是 Heaviside 函数,T 为模拟实验的持续时长。HI 的值越大时,表示 SBI 越严重。

其次,定义"痫样活动强度(epileptiform activity intensity,EI)"来度量癫痫发作或 PDs 的强度,

$$EI = \frac{\text{time with epileptiform discharges}}{\text{total EEG time}}$$
$$\times \frac{\#\text{ epileptiform discharges}}{\text{time with epileptiform discharges}}(\text{Hz}).$$

其中,上式右端的第一项表示在模拟脑电期间,癫痫(或 PDs)发作占总时长的比例,称之为"痫样放电负荷(epileptiform burden)"。第二项表示每秒痫样放电的次数,称之为"痫样放电频率"。显然,EI 随着癫痫样放电负荷以及放电频率的增加而变大。

此外,从图 7.2 中可以看出,反转电位 E_K 和 E_{Na} 在 SBI 模型中处于关键位置,对 SBIM 中的变量有重要影响。为了进一步研究这两个变量在 SBI 发生过程中的作用,进一步定义了如下两个指标

$$V_{E_K} = \int_0^T \Theta(E_K - Thr_1)(E_K - Thr_1)\mathrm{d}t,$$

$$V_{E_{Na}} = \int_0^T \Theta(Thr_2 - E_{Na})(Thr_2 - E_{Na})\mathrm{d}t,$$

来定量刻画 E_K 和 E_{Na} 的变化情况。其中，V_{E_K} 表示在模拟时长 T 内，E_K 与其阈值 Thr_1 之间的面积；$V_{E_{Na}}$ 表示在模拟时长 T 内 E_{Na} 与其阈值 Thr_2 之间的面积。显然，E_K 和 E_{Na} 的绝对值越小，V_{E_K} 和 $V_{E_{Na}}$ 的值就越大。

接下来，我们采用所提出的 SBI 模型，以及所定义的四个度量指标 HI、EI、V_{E_K} 和 $V_{E_{Na}}$ 来研究三个关键病理性改变（$[O_2]_o$ 降低、$[K^+]_o$ 增加、I_{exc} 增强）是如何影响癫痫发作（或 PDs）的发生，进而诱发 SBI 的产生。为了实现这一目标，我们在实验中改变了三个模型关键参数：$[K^+]_{bath}$、$[O_2]_{bath}$ 和 g_{mean}。其中根据文献 [102]，$[K^+]_{bath}$ 的取值范围设置为 [4mM, 10mM]；根据 Wei 等人对氧气和癫痫动力学的研究，我们令 $[O_2]_{bath}$ 的取值范为 [15mg/L, 32mg/L][97]；根据 Destexhe 等人在模拟突触背景活动而给出 g_{mean} 的范围 [0.005, 0.0375]，我们令 g_{mean} 的参考值为 0.005；设置脑损伤阈值 Thr 为 24mg/L。此外，我们也验证了若将 Thr 设置为 20mg/L 到 28mg/L 之间的值，均可获得类似的实验结果。进一步，根据哺乳动物神经元的反转电位取值，将阈值 Thr_1 和 Thr_2 分别设置为 -88mV 和 60mV。所有数值模拟均使用 Matlab（Mathworks, Natick, MA）软件进行，并使用四阶 Runge-Kutta 方法对所有微分方程进行数值求解。

7.2.2　实验结果与分析

1. $[K^+]_o$ 的增加对于促进 SBI 发生的结果分析

为了模拟 PBI 之后细胞外 K^+ 浓度的增加，我们改变模型参数 $[K^+]_{bath}$，使其从正常值 4mM 逐渐增加至 10mM，并计算所定义的度量指标：HI、EI、V_{E_K} 和 $V_{E_{Na}}$。其他参数值均设置为其标准取值（如表 7.1 所列），I_{exc} 取值为 0。进而，我们定义模型模拟输出中的"簇放电"为"癫痫发作"。

图 7.3(a)—(c) 分别展示了 $[K^+]_{bath} = 4, 6, 9$mM 时，模型的模拟输出 V、细胞外钾离子浓度 $[K^+]_o$、细胞外氧气水平 $[O_2]_o$、氧气的变化率 $[O_2]_{rate}$、反转电位 E_K 和 E_{Na} 随时间的变化情况。从图中可以看出，随着 $[K^+]_{bath}$ 水平的增加，癫痫发作次数明显增加，当 $[K^+]_{bath} = 4$mM 时没有癫痫发作（如图 7.3(a) 所示），当

$[K^+]_{bath}$＝6mM 时有 1 次癫痫发作(如图 7.3(b)所示)和当$[K^+]_{bath}$＝9mM 时有 4 次癫痫发作(如图 7.3(c)所示)。此时,"痫样放电负荷"(癫痫发作的时间比例)从 0 增加至 0.11,进而增加至 0.61,"痫样放电频率"从 0Hz 增加至 121.4Hz,进而增加至 432.7Hz。增加的"痫样放电负荷"和"痫样放电频率"会使 EI 逐渐增大。此外,通过数值实验还发现,随着$[K^+]_{bath}$的增加,离子泵的活动变得更为剧烈,此时需要消耗更多 O_2,导致更高的缺氧累积负荷(阈值下的$[O_2]$。面积更大,图 7.3(a)－(c)中的第三行),即 SBI 变得更为严重。同时,V_{E_K}(E_K 与阈值 Thr_1 间的面积)随着$[K^+]_{bath}$的增加而增加,这意味着 E_K 逐渐增大;$V_{E_{Na}}$(E_{Na}与阈值 Thr_2 间的面积)也随之增加,这意味着 E_{Na} 逐渐减小。

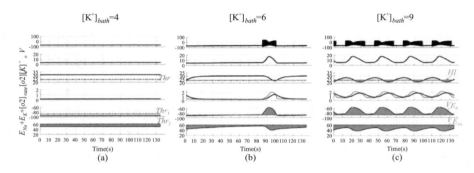

图 7.3 细胞外钾离子浓度增强对癫痫发作以及 SBI 产生的影响

(a)$[K^+]_{bath}$＝4;(b)$[K^+]_{bath}$＝6;(c)$[K^+]_{bath}$＝9

$[K^+]_{bath}$和 SBI 之间的总体关系如图 7.4 所示,图中横轴为$[K^+]_{bath}$,纵轴为

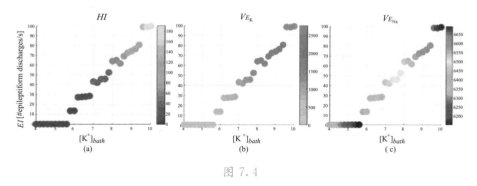

图 7.4

(a)$[K^+]_{bath}$、EI 和 HI 之间的关系;(b)$[K^+]_{bath}$、EI 和 E_K 之间的关系;

(c)$[K^+]_{bath}$、EI 和 E_{Na} 之间的关系

痫样活动强度指标 EI,(a)—(c)中的颜色条分别代表 HI,V_{E_K} 与 $V_{E_{Na}}$ 的取值。从图中可以看出,EI 随着 $[K^+]_{bath}$ 的增加而增加,SBI 的严重程度(HI)随着 EI 的增加而增加。这意味着更严重的脑损伤与更强烈的痫样活动密切相关,这与文献中的生理实验观察一致。此外,V_{E_K} 和 $V_{E_{Na}}$ 随着 EI 的增加而增加,即由 $[K^+]_o$ 的增加所引起 SBI 的发生,伴随着 E_K 的增加以及 E_{Na} 的降低。

2. 兴奋性毒性的增强对于促进 SBI 发生的结果分析

为了模拟 PBI 后神经传递过度兴奋所导致的神经兴奋性毒性,我们改变模型参数 g_{mean}。由公式(7.3a)可知,当 g_{mean} 降低时,I_{exc} 增加,即发生更多的兴奋性毒性。图 7.5 展示了当 $g_{mean}=1$、0.47 和 0.02 时,模型的模拟输出 V,细胞外钾离子浓度 $[K^+]_o$,细胞外氧气水平 $[O_2]_o$,氧气的变化率 $[O_2]_{rate}$,反转电位 E_K 和 E_{Na}。此时,除 $[K^+]_{bath}$ 外,其他参数值都设置为其标准取值(如表 7.1 所列),I_{exc} 取值为 0。对于 $[K^+]_{bath}$,考虑两种取值情况:正常值(4mM,图 7.5(a)—(c))和较高值(8.5mM,图 7.5(d)—(f))。

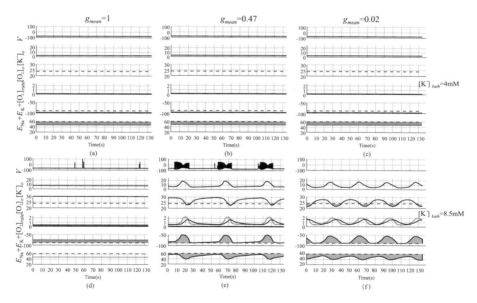

图 7.5　在不同钾离子浴液浓度下($[K^+]_{bath}=4$ 以及 $[K^+]_{bath}=8.5$),

兴奋性毒性增强对癫痫发作以及 SBI 产生的影响

$g_{mean}=1((a)和(d))$,$g_{mean}=0.47((b)和(e))$,$g_{mean}=0.02((c)和(f))$

从图中可以观察到，当$[K^+]_{bath}$取正常值时，随着g_{mean}降低，模型中没有痫样活动出现（如图7.5(a)—(c)所示）。然而，当$[K^+]_{bath}$较高时，随着g_{mean}的降低，癫痫发作次数有所增加（$g_{mean}=1$时没有癫痫发作（如图7.5(d)所示），$g_{mean}=0.47$时癫痫发作3次（如图7.5(e)所示）和$g_{mean}=0.02$时癫痫发作4次（如图7.5(f)所示）。此时，"痫样放电负荷"和"痫样放电频率"也在同时增加。而随着g_{mean}降低与癫痫发作强度增加，发生了更多的缺氧累积负荷，即HI增加（如图7.5(d)—(f)中的第三行）。此外，减小的g_{mean}导致E_K增大（如图7.5(d)—(f)中的第五行）和E_{Na}减小（如图7.5(d)—(f)中的第六行）。

兴奋性毒性和SBI之间的总体关系如图7.6所示，图中横轴为g_{mean}，纵轴为痫样活动强度EI。从图中可以看出，随着兴奋性水平的增加（降低g_{mean}），EI随之增加，SBI的严重性（HI）随着EI的增加而增加。这同样反映出更严重的脑损伤与更剧烈的癫痫发作密切相关。随着EI增加，V_{E_K}与$V_{E_{Na}}$增加（如图7.6(b)和图7.6(c)所示）。这表明由兴奋性毒性引起的SBI发生也伴随着E_K的增加和E_{Na}的降低。

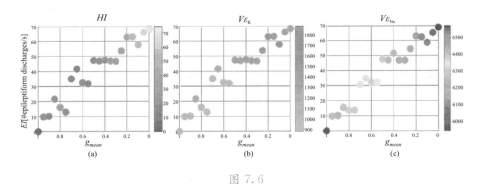

图7.6

（a）g_{mean}、EI和HI之间的关系；（b）g_{mean}、EI和E_K之间的关系；

（c）g_{mean}、EI和E_{Na}之间的关系

3.$[O_2]_o$的降低对于促进SBI发生的结果分析

为了模拟PBI后氧化代谢的降低，我们改变模型参数$[O_2]_{bath}$，使其从正常值32mg/L降低至15mg/L。图7.7分别展示了$[O_2]_{bath}$为32mg/L、26mg/L和22mg/L时，模型的模拟输出V，细胞外钾离子浓度$[K^+]_o$，细胞外氧气水平$[O_2]_o$，氧气的变化率$[O_2]_{rate}$，反转电位E_K和E_{Na}。此时，除$[K^+]_{bath}$外，其他参

数值都设置为标准值(如表 7.1 所列)。同样考虑 $[K^+]_{bath}$ 的两种取值情况:正常值(4mM,图 7.7(a)—(c))和较高值(8.5mM,图 7.7(d)—(f))。当 $[K^+]_{bath}$ 取正常值时,进一步令外部输入 $I_e=0.5$,用于模拟当神经元受到外界刺激时产生的兴奋状态。

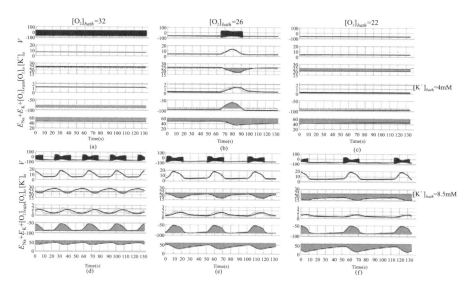

图 7.7   在不同钾离子浴液浓度下($[K^+]_{bath}=4$ 以及

$[K^+]_{bath}=8.5$),细胞外氧含量降低对癫痫发作以及 SBI 产生的影响

$[O_2]_{bath}=32$mg/L((a)和(d));$[O_2]_{bath}=26$mg/L((b)和(e));

$[O_2]_{bath}=22$mg/L((c)和(f))

从图中可以看出,当 $[K^+]_{bath}$ 正常时,模型在 $[O_2]_{bath}=32$mg/L 时表现出强直放电活动(如图 7.7(a)所示)。当 $[O_2]_{bath}$ 降至 26mg/L 时出现癫痫发作(如图 7.7(b)所示),然后当 $[O_2]_{bath}$ 进一步降至 22mg/L 时癫痫发作消失(如图 7.7(c)所示)。我们通过进一步的实验发现,在正常 $[K^+]_{bath}$ 取值下,癫痫发作只出现在 $[O_2]_{bath}$ 的一个比较小的取值范围内(22mg/L~27mg/L)。而当为 8.5mM 时,癫痫发作发生在 $[O_2]_{bath}$ 的一个较大取值范围,且随着 $[O_2]_{bath}$ 的降低,痫样放电强度 EI 逐渐降低,分别为 66.4Hz,63.5Hz,59.1Hz(如图 7.7(d)—(f)所示),但缺氧累积负荷逐渐增加。$[O_2]_{bath}$ 和 SBI 之间的总体关系如图 7.8 所示,图中横轴为 $[O_2]_{bath}$,纵轴为痫样活动强度指标 EI。从图中可以看出,随着 $[O_2]_{bath}$ 降低,

EI 降低（癫痫发作变得更短且频率更低），但 SBI 的严重程度（HI）增加（图 7.8（a））。此外，V_{E_K} 随着 EI 的降低而降低，但 $V_{E_{Na}}$ 随着 EI 的降低而增加（如图 7.8（b）和图 7.8（c）所示）。这意味着由于 O_2 水平降低而导致的 SBI 发生伴随着 E_K 和 E_{Na} 的同时降低。

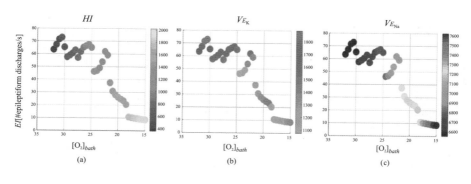

图 7.8

（a）$[O_2]_{bath}$、EI 和 HI 之间的关系；（b）$[O_2]_{bath}$、EI 和 E_K 之间的关系；

（c）$[O_2]_{bath}$、EI 和 E_{Na} 之间的关系

而当缺氧变得更为严重时，模型的模拟输出不再是痫样放电活动，而是表现出类似"爆发-抑制"的放电活动（如图 7.9（a）所示，此时 $[O_2]_{bath}=15$）。为了进一步阐明这一现象，我们对模型参数 $[K^+]_o$ 与 $[K^+]_i$ 进行分岔分析，如图 7.9（b）

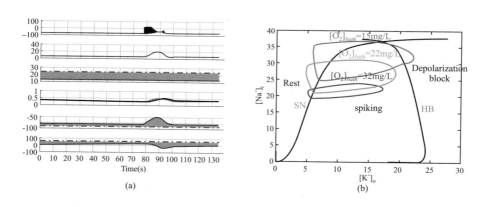

图 7.9

（a）严重缺氧导致"爆发-抑制"活动；（b）$[O_2]_{bath}$ 变化时离子浓度动力学的分岔分析

所示,其中"SN"表示鞍节点分岔曲线,"HB"表示 Hopf 分岔曲线。在 SN 曲线的左侧,神经元表现为稳定的静息状态;在 SN 和 HB 曲线之间,神经元表现为棘波放电;在 HB 曲线的右侧,神经元表现为去极化阻滞状态。进一步,我们将 $[O_2]_{bath}=32\text{mg/L}$、$22\text{mg/L}$、$15\text{mg/L}$ 时的离子轨迹环路叠加到分岔图中(如图 7.9(b)中的蓝色、绿色、红色曲线)。从图中我们可以看到,对于$[O_2]_{bath}=32\text{ mg/L}$ 和 22mg/L,离子轨迹环路(蓝色与绿色曲线)并不与 HB 曲线相交,即此时神经元表现为静息状态与棘波发放(或痫样放电)间的周期性交替。当$[O_2]_{bath}=15\text{mg/L}$ 时,轨迹环路穿过 HB 曲线,进而由 HB 与 SN 的交点返回。此时,神经元表现为从静息态到棘波放电,再到去极化阻滞,然后直接变为静息态。这是由于当氧气含量极低时,泵活动恢复离子梯度的能力有限,从而导致神经元失活。这与实验观察结果一致,即严重的缺氧性脑损伤不会导致癫痫发作,而会导致"爆发-抑制"并最终导致神经元放电活动消失。

上述所有数值模拟结果均在不同程度下验证了已有文献中的一些生理实验结果,如:①脑损伤导致癫痫发作;②癫痫发作可加剧脑组织缺氧;③更严重的脑损伤会导致更剧烈的癫痫发作。

4. PBI 到 SBI 的演化路径

在上述实验的基础上,我们进一步讨论三种病理机制之间的相互作用,从而给出 PBI 演化为 SBI 的三个可能路径(如图 7.10 所示)。

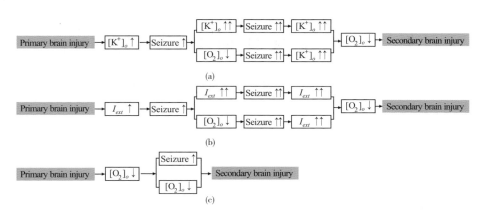

图 7.10　PBI 演化为 SBI 的三个可能路径

路径一:与细胞外钾离子相关的路径。从图 7.3 可知$[K^+]_o$增加会促进癫痫发作，这与文献[103]中的实验观察结果一致。同时在文献[103]中，Raimondo 等人指出癫痫发作会进一步促使细胞外 K^+ 的累积。为了模拟癫痫引起的 $[K^+]_o$ 积累，我们进一步将 $[K^+]_{bath}$ 设置为与 EI 相关的变量，而不是之前实验中的常数。为简单起见，假设 $[K^+]_{bath}$ 为 EI 的线性函数，并且满足 $[K^+]_{bath}(EI) = [K^+]_{bath,initial} + \alpha_1(EI - EI_{initial})$，即 EI 越大，细胞外钾离子累积越多，其中 $[K^+]_{bath,initial}$ 表示 $[K^+]_{bath}$ 的初始值，$EI_{initial}$ 是 EI 的初始值，α_1 为比例常数（$\alpha_1 = 0.1$）。

基于这一假设，我们得到了一个与 $[K^+]_o$ 相关的 SBI 演化路径，如图 7.11 所示。由于原发性损伤会促使 $[K^+]_o$ 增加，因此将 $[K^+]_{bath,initial}$ 设置为 6mM。首先，增加的 $[K^+]_o$ 促进癫痫发作。随后，一方面随着癫痫发作的发生，需要消耗更多 O_2 来维持 $Na^+ - K^+$ 泵的活性，这导致细胞外 O_2 水平降低（如图 7.11 中的①所示）；另一方面，癫痫发作进一步增加了细胞外 $[K^+]_o$ 累积（如图 7.11 中的②所示）。$[K^+]_o$ 的增加和 $[O_2]_o$ 的降低会共同诱导更强烈的癫痫发作（如图 7.11 中的③所示），而这又使得 $[K^+]_o$ 水平进一步增加（如图 7.11 中的④所示）。此时，为了重新稳定细胞外离子水平，泵活动变得更为活跃，导致 $[O_2]_o$ 进一步下降（如图 7.11 中的⑤所示），最终导致 SBI 的发生。基于上述实验，我们将 PBI 演变为 SBI 的第一种可能路径总结为图 7.10(a)。

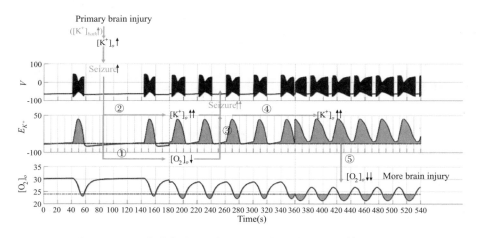

图 7.11 细胞外钾离子增加：PBI 演化为 SBI 的第一种路径

路径二：与兴奋性毒性相关的路径。从图 7.5 可知 I_{exc} 的增加会促进癫痫发作。此外，Crino 等人证明癫痫发作过程中，神经元谷氨酸转运蛋白（EAAT3/

EAAC1)增加,会使得兴奋性毒性增强。[104]为了模拟癫痫发作引起兴奋性毒性的恶化,我们将 g_{mean} 设置为与痫样活动强度相关的变量。为简单起见,同样假设 g_{mean} 是 EI 的线性函数,并且满足 $g_{mean}(EI)=g_{mean,initial}-\alpha_2(EI-EI_{initial})$,即 EI 越大,兴奋性毒性越强,其中 $g_{mean,initial}$ 表示 g_{mean} 的初始值,α_2 为比例常数($\alpha_2=0.03$)。基于这一假设,得到了一个与兴奋性毒性相关的 SBI 演化路径,如图7.12 所示。此时,$g_{mean,initial}$ 为 0.9。图 7.10(b)总结了 PBI 演变为 SBI 的第二种可能路径。

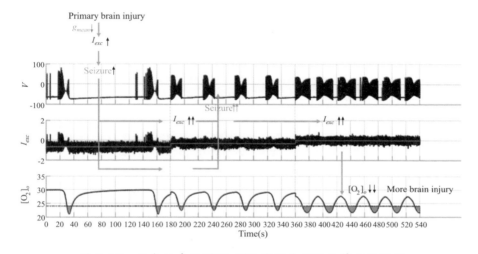

图 7.12　兴奋性毒性增强:PBI 演化为 SBI 的第二种路径

　　路径三:与组织缺氧有关的路径。从图 7.7 可知 O_2 减少会促进癫痫发作。此外,癫痫发作会促进 Na^+-K^+- 泵的激活,导致耗氧量增加,从而局部组织 $[O_2]_o$ 降低。为了模拟癫痫发作引起的 $[O_2]_o$ 降低,我们将 $[O_2]_{bath}$ 设置为与痫样活动强度相关的变量。为简单起见,同样假设 $[O_2]_{bath}$ 是 EI 的线性函数,且满足 $[O_2]_{bath}(EI)=[O_2]_{bath,initail}-\alpha_3(EI-EI_{initial})$,其中 $[O_2]_{bath,initail}$ 是 $[O_2]_{bath}$ 的初始值,α_3 为比例常数($\alpha_3=0.1$)。相应的实验结果如图 7.13 所示,此时 $[O_2]_{bath,initail}$ 设置为 32。原发性脑损伤会降低 O_2 含量,从而促使癫痫发作,进一步癫痫发作会使得更多的氧气被消耗用于维持离子泵的活性,从而导致氧气水平进一步降低。在这一情况下,如果 O_2 供应不足,就会导致 SBI 的发生。基于上述实验,我们将 PBI 演变为 SBI 的第三种可能路径总结为图 7.10(c)。

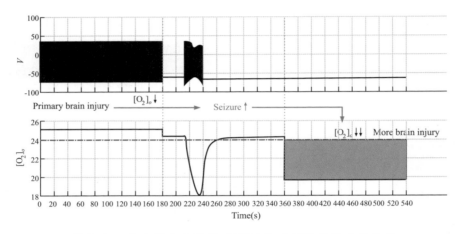

图 7.13　氧含量水平降低：PBI 演化为 SBI 的第三种路径

与传统假设即缺血在代谢危机中起到主要作用不同，本章从模型角度验证了代谢危机也可能是非缺血性的，这一结论对于临床控制继发性脑损伤具有一定的指导意义。所验证结论表明，临床中常用的生理检测指标（如颅内压、血压等）以及监测方法可能都不足以全面预防 SBI，需要额外的干预措施，如控制癫痫发作和癫痫样活动、减少炎症和预防兴奋性毒性等，以优化 SBI 的预防。所验证结论也从另一方面表明，采用一些其他的检测手段，如微透析、脑组织氧气和血流检测、连续脑电图等与代谢供需更直接相关的生物标志物，可能对于判断 SBI 患者干预的充分性具有更有效的临床意义。

7.3　本章小结

本章基于代谢供需不匹配假设，建立了一个新的神经机制模型，用于解释原发性脑损伤如何导致癫痫发作进而诱发 SBI 的发生。具体地，基于 Hodgkin-Huxley 模型，考虑了三种与 PBI 密切相关的病理性改变，即细胞外氧含量减少、细胞外钾离子浓度增加和兴奋性毒性增强，对其进行数学刻画并构建了一个新的继发性脑损伤模型 SBIM；进而，定义了缺氧指数（HI）、痫样活动强度（EI）、Na^+ 和 K^+ 的反转电位量（$V_{E_{Na}}$、V_{E_K}），用以定量刻画继发性损伤的严重程度、痫样放电强度和反转电位的变化。根据所提模型与度量指标，探讨了 PBI 后的病理性改变、癫痫发作和 SBI 之间的关系,研究了细胞外钾离子、氧含量和兴奋性毒性的变化如何在 PBI 到 SBI 的演化中发挥重要作用,并提出了 PBI 演化至 SBI 的三种可能路径。进一步通过所提模型对生理实验中的一些重要发现进行了验证,如:①脑损伤导致癫痫发作;②癫痫发作和 PDs 与脑组织缺氧相关;③严重的脑损伤与频繁的癫痫发作或高频率的 PDs 密切相关。

附　录

附录1　小波变换

小波变换是一种常用的非平稳信号分析方法,在时频两域都具有很好的表征信号局部特征的能力。小波是一种在有限时间范围内快速振荡的函数。

定义　母小波:设 $\Psi(t) \in L^2(R)$。若 $\Psi(t)$ 满足

$$\int_{-\infty}^{\infty} \frac{|\hat{\Psi}(\omega)|}{|\omega|} < \infty, \tag{1}$$

其中 $\hat{\Psi}(\omega)$ 为 $\Psi(t)$ 的傅立叶变换;

$$\int_{-\infty}^{\infty} \Psi(t)\mathrm{d}t = 0。 \tag{2}$$

则称 $\Psi(t)$ 为母小波函数。

注:条件(1)也被称为容许性条件,它是一个函数能够成为小波的首要条件。

对母小波进行平移和伸缩可以得到一族函数 $\{\Psi_{a,b}(t)\}$,其中

$$\Psi_{a,b}(t) = |a|^{-1/2}\Psi(\frac{t-b}{a}) \quad (a,b \in R, a \neq 0),$$

这里,a 称为尺度因子,b 称为平移因子,$\Psi_{a,b}(t)$ 称为小波基函数或分析小波,$\forall x(t) \in L^2(R)$,$x(t)$ 的连续小波变换(continuous wavelet transform,CWT)可定义为 $x(t)$ 与小波基函数的内积,即

$$\mathrm{CWT}(a,b) = |a|^{-1/2}\int_{\infty}^{\infty} x(t)\overline{\Psi}(\frac{t-b}{a})\mathrm{d}t.$$

其中 $\overline{\Psi}(t)$ 为 $\Psi(t)$ 的共轭函数。由于连续小波变化计算量大且较为复杂,因而为了降低复杂性,通常考虑将尺度因子和平移因子离散化,即得到离散的小波

变换(discrete wavelet transform,DWT)。令 $a=a_0^m$，$b=nb_0a_0^m$，其中 $a_0>1$，$b_0\in$ R，且 $m,n\in\mathbf{Z}$，此时小波基函数为 $\Psi_{m,n}(t)=a_0^{-m/2}\Psi(a_0^{-m}t-nb_0)$，离散小波变换可定义为

$$DWT(a,b)=\int_\infty^\infty x(t)\,\overline{\Psi}_{m,n}(t)\mathrm{d}t。$$

特别地，若以基于 2 的幂律来离散化尺度因子和平移因子，即 $a=2^j$，$b=2^jk$，则可得相应离散小波变换为

$$DWT(j,k)=2^{-j/2}\int_\infty^\infty x(t)\,\overline{\Psi}(\frac{t-2^jk}{2^j})\mathrm{d}t。$$

在不引起混淆的情况下，以下的 DWT 均是指以这种方式定义的离散小波变换。

1989 年，Mallat 提出了一种有效的 DWT 执行方法，即由多对低通(low pass,LP)、高通滤波器(high pass,HP)构成的正交镜像滤波器组完成信号的离散小波变换。首先，让信号同时通过一组截止频率为采样率的四分之一的低通高通滤波器，其相应的输出分别称之为近似系数和细节系数；其次，根据 Nyquist 规则，对输出信号进行下采样，得到第一层分解后的近似系数(A_1)与细节系数(D_1)；对于第一层高通滤波器的输出 A_1，重复相同的步骤，可得第二层低通高通滤波器的输出，分别记作 A_2 和 D_2；依此步骤重复进行直至达到提前设定的分解层数。在分解过程的每一步，频率分辨率由于滤波作用而变为输入信号的一倍，时间分辨率由于下采样而变为输入信号的一半。图 1 为一个两层小波分解示意图。值得注意的是，在用此方法进行 DWT 时，母小波以及分解层数的选择至关重要。常用的母小波包括 Harr 小波、Daubechies 小波等，而分解层数的选择主

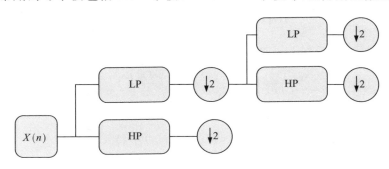

图 1　小波变换两层分解示意图

要依赖于所关心的分析信号的主要频率范围。

附录2 轨道矩阵

给定时间序列 $\{s_1, s_2, \cdots, s_N\}$，根据 Taken 提出的时间延迟方法（time delay method）构建其在相空间上的轨道，即

$$p_j = (s_j, s_{j+\tau}, \cdots, s_{j+(l-1)\tau})^{\mathrm{T}}, \tag{1}$$

其中，l 称为嵌入维数，τ 称为时间延迟，T 表示矩阵的转置，轨道矩阵则可相应地定义为

$$P = \{p_j : j = 1, 2, \cdots, N-(l-1)\tau\}。$$

可以看出，P 包含了所有长度为 l 的轨道。

附录3 信息增益算法

设训练数据集为 D，$|D|$ 为样本个数；K 个类 C_k，$k = 1, 2, \cdots, K$，$|C_k|$ 为属于类 C_k 的样本个数；特征 A 有 n 个不同的取值 $\{a_1, a_2, \cdots, a_n\}$，根据 A 的取值可将训练集划分为 n 个子集 $D_1, D_2, \cdots, D_n$，$|D_i|$ 为 D_i 的样本个数。记子集 D_i 中属于类 C_k 的样本集合为 D_{ik}，$|D_{ik}|$ 为 D_{ik} 的样本个数，则信息增益算法如下：

输入：训练数据集 D 与特征 A。

输出：特征 A 对数据集 D 的信息增益 $g(D, A)$。

（1）计算数据集 D 的经验熵 $H(d)$

$$H(d) = -\sum_{k=1}^{K} \frac{|C_k|}{|D|} \log_2 \frac{|C_k|}{|D|}。$$

（2）计算特征 A 对数据集 D 的经验条件熵 $H(D|A)$

$$H(D \mid A) = \sum_{i=1}^{n} \frac{|D_i|}{|D|} H(D_i) = -\sum_{i=1}^{n} \frac{|D_i|}{|D|} \sum_{k=1}^{K} \frac{|D_{ik}|}{|D_i|} \log_2 \frac{|D_{ik}|}{|D_i|}。$$

（3）计算信息增益

$$g(D, A) = H(d) - H(D|A)。$$

参考文献

[1] D'amico G, Morabito A, Pagliaro L, et al. Survival and prognostic indicators in compensated and decompensated cirrhosis[J]. Digestive diseases and sciences, 1986, 31(5): 468-475.

[2] Wilson H R, Cowan J D. Excitatory and inhibitory interactions in localized populations of model neurons[J]. Biophysical journal, 1972, 12(1): 1-24.

[3] Beurle R L. Properties of a mass of cells capable of regenerating pulses [J]. Philosophical Transactions of the Royal Society of London. Series B, Biological Sciences, 1956: 55-94.

[4] Jansen B H, Rit V G. Electroencephalogram and visual evoked potential generation in a mathematical model of coupled cortical columns[J]. Biological cybernetics, 1995, 73(4): 357-366.

[5] Wendling F, Bellanger J J, Bartolomei F, et al. Relevance of nonlinear lumped-parameter models in the analysis of depth-EEG epileptic signals [J]. Biological cybernetics, 2000, 83(4): 367-378.

[6] Liley D T J, Cadusch P J, Wright J J. A continuum theory of electro-cortical activity[J]. Neurocomputing, 1999, 26: 795-800.

[7] Ruijter B J, Hofmeijer J, Meijer H G E, et al. Synaptic damage underlies EEG abnormalities in postanoxic encephalopathy: A computational study [J]. Clinical neurophysiology, 2017, 128(9): 1682-1695.

[8] Kosenko E, Kaminsky Y, Grau E, et al. Brain ATP depletion induced by

acute ammonia intoxication in rats is mediated by activation of the NMDA receptor and -ATPase[J]. Journal of neurochemistry, 1994, 63(6): 2172-2178.

[9]　Weiss N, Saint Hilaire P B, Colsch B, et al. Cerebrospinal fluid metabolomics highlights dysregulation of energy metabolism in overt hepatic encephalopathy[J]. Journal of hepatology, 2016, 65(6): 1120-1130.

[10]　Marcaida G, Felipo V, Hermenegildo C, et al. Acute ammonia toxicity is mediated by the NMDA type of glutamate receptors[J]. FEBS letters, 1992, 296(1): 67-68.

[11]　Ferenci P. The GABA Hypothesis of the Pathogenesis of Hepatic Encephalopathy: Current Status [J]. Assessment and Management of Hepatobiliary Disease, 1987: 431-435.

[12]　Barbaro G, Di Lorenzo G, Soldini M, et al. Flumazenil for hepatic encephalopathy grade III and IVa in patients with cirrhosis: an Italian multicenter double-blind, placebo-controlled, cross-over study [J]. Hepatology, 1998, 28(2): 374-378.

[13]　Bojak I, Stoyanov Z V, Liley D T J. Emergence of spatially heterogeneous burst suppression in a neural field model of electrocortical activity [J]. Frontiers in systems neuroscience, 2015, 9: 1-20.

[14]　Bojak I, Liley D T J. Modeling the effects of anesthesia on the electroencephalogram[J]. Physical Review E, 2005, 71(4): 1-22.

[15]　Tsodyks, Misha V, Henry Markram. The neural code between neocortical pyramidal neurons depends on neurotransmitter release probability [J]. Proceedings of the national academy of sciences, 1997, 9(2): 719-723.

[16]　JING J, Dauwels J, Rakthanmanon T, et al. Rapid annotation of interictal epileptiform discharges via template matching under dynamic time warping[J]. Journal of neuroscience methods, 2016, 274: 179-190.

[17] David O, Friston K J. A neural mass model for MEG/EEG: coupling and neuronal dynamics[J]. NeuroImage, 2003, 20(3): 1743-1755.

[18] Hocepied G, Legros B, Van Bogaert P, et al. Early detection of epileptic seizures based on parameter identification of neural mass model[J]. Computers in biology and medicine, 2013, 43(11): 1773-1782.

[19] CHEN L L, ZHANG J, ZOU J Z, et al. A framework on wavelet-based nonlinear features and extreme learning machine for epileptic seizure detection[J]. Biomedical Signal Processing and Control, 2014, 10: 1-10.

[20] QU H, Gotman J. A seizure warning system for long-term epilepsy monitoring[J]. Neurology, 1995, 45(12): 2250-2254.

[21] Osorio I, Frei M G, Wilkinson S B. Real-time automated detection and quantitative analysis of seizures and short-term prediction of clinical onset[J]. Epilepsia, 1998, 39(6): 615-627.

[22] Grewal S, Gotman J. An automatic warning system for epileptic seizures record-ed on intracerebral EEGs[J]. Clinical neurophysiology, 2005, 116(10): 2460-2472.

[23] Gardner A B, Krieger A M, Vachtsevanos G, et al. One-class novelty detection for seizure analysis from intracranial EEG[J]. Journal of Machine Learning Research, 2006, 7: 1025-1044.

[24] Aarabi A, Fazel-Rezai R, Aghakhani Y. A fuzzy rule-based system for epileptic seizure detection in intracranial EEG[J]. Clinical Neurophysiology, 2009, 120(9): 1648-1657.

[25] SONG J L, HU W, ZHANG R. Automated detection of epileptic EEGs using a novel fusion feature and extreme learning machine[J]. Neurocomputing, 2016, 175: 383-391.

[26] Esteller R, Vachtsevanos G, Echauz J, et al. Fractal dimension characterizes seizure onset in epileptic patients[C] // 1999 IEEE International Conference on Acoustics, Speech, and Signal Processing. Proceedings. IEEE, 1999, 4: 2343-2346.

[27] Karoly P J, Kuhlmann L, Soudry D, et al. Seizure pathways: A model-based investigation[J]. PLoS computational biology, 2018, 14(10): 1-24.

[28] GENG S, ZHOU W, ZHAO X, et al. Bifurcation and oscillation in a time-delay neural mass model[J]. Biological cybernetics, 2014, 108(6): 747-756.

[29] Gotman J, Gloor P. Automatic recognition and quantification of interictal epileptic activity in the human scalp EEG[J]. Electroencephalography and clinical neurophysiology, 1976, 41(5): 513-529.

[30] WENG W, Khorasani K. An adaptive structure neural networks with application to EEG automatic seizure detection[J]. Neural Networks, 1996, 9(7): 1223-1240.

[31] QU H, Gotman J. A patient-specific algorithm for the detection of seizure onset in long-term EEG monitoring: possible use as a warning device[J]. IEEE transactions on biomedical engineering, 1997, 44(2): 115-122.

[32] Naghsh-Nilchi A R, Aghashahi M. Epilepsy seizure detection using eigen-system spectral estimation and Multiple Layer Perceptron neural network[J]. Biomedical Signal Processing and Control, 2010, 5(2): 147-157.

[33] Jahankhani, Pari, Vassilis Kodogiannis, and Kenneth Revett. EEG signal classification using wavelet feature extraction and neural networks [C]// IEEE John Vincent Atanasoff 2006 International Symposium on Modern Computing (JVA'06). IEEE, 2006:120-124.

[34] Ocak H. Automatic detection of epileptic seizures in EEG using discrete wavelet transform and approximate entropy[J]. Expert Systems with Applications, 2009, 36(2): 2027-2036.

[35] Pachori R B, Patidar S. Epileptic seizure classification in EEG signals using second-order difference plot of intrinsic mode functions[J]. Com-

puter methods and programs in biomedicine, 2014, 113(2): 494-502.

[36] SONG Y, Crowcroft J, ZHANG J. Automatic epileptic seizure detection in EEGs based on optimized sample entropy and extreme learning machine[J]. Journal of neuroscience methods, 2012, 210(2): 132-146.

[37] Nicolaou N, Georgiou J. Detection of epileptic electroencephalogram based on permutation entropy and support vector machines[J]. Expert Systems with Applications, 2012, 39(1): 202-209.

[38] YUAN Q, ZHOU W, LI S, et al. Epileptic EEG classification based on extreme learning machine and nonlinear features[J]. Epilepsy research, 2011, 96(1-2): 29-38.

[39] Mormann F, Lehnertz K, David P, et al. Mean phase coherence as a measure for phase synchronization and its application to the EEG of epilepsy patients[J]. Physica D: Nonlinear Phenomena, 2000, 144(3-4): 358-369.

[40] Altenburg J, Vermeulen R J, Strijers R L M, et al. Seizure detection in the neonatal EEG with synchronization likelihood[J]. Clinical neurophysiology, 2003, 114(1): 50-55.

[41] LIN Q, YE S, HUANG X, et al. Classification of epileptic EEG signals with stacked sparse autoencoder based on deep learning[C] // International Conference on Intelligent Computing. Springer, Cham, 2016: 802-810.

[42] Antoniades A, Spyrou L, Martin-Lopez D, et al. Detection of interictal dis-charges with convolutional neural networks using discrete ordered multichannel intracranial EEG[J]. IEEE Transactions on Neural Systems and Rehabilitation Engineering, 2017, 25(12): 2285-2294.

[43] Le Van Quyen M, Soss J, Navarro V, et al. Preictal state identification by synchronization changes in long-term intracranial EEG recordings[J]. Clinical Neurophysiology, 2005, 116(3): 559-568.

[44] 艾玲梅, 黄力宇, 黄远桂, 王珏. 利用双谱分析的癫痫脑电特征研究[J].

西安交通大学学报，2004，38(10)：1097-1100.

[45] 王若凡，刘静，王江，于海涛，曹亦宾. 基于功率谱及有限穿越可视图的癫痫脑电信号分析算法[J]. 计算机应用，2017,37(1)：175-182.

[46] Zaylaa A J, Harb A, Khatib F I, et al. Entropy complexity analysis of electroencephalographic signals during pre-ictal, seizure and post-ictal brain events[C]//2015 International Conference on Advances in Biomedical Engineering (ICABME). IEEE, 2015：134-137.

[47] Chandaka S, Chatterjee A, Munshi S. Cross-correlation aided support vector machine classifier for classification of EEG signals[J]. Expert Systems with Applications, 2009, 36(2)：1329-1336.

[48] Lopes da Silva F H, Hoeks A, Smits H, et al. Model of brain rhythmic activity[J]. Biological Cybernetics, 1974, 15(1)：27-37.

[49] Wendling F, Bartolomei F, Bellanger J J, et al. Epileptic fast activity can be explained by a model of impaired GABAergic dendritic inhibition [J]. European Journal of Neuroscience, 2002, 15(9)：1499-1508.

[50] Wang, Peng, and Thomas R. Knösche. A realistic neural mass model of the cortex with laminar-specific connections and synaptic plasticity-evaluation with auditory habituation[J]. PloS one, 2013, 8(10)：1-17.

[51] Andraus M E C, Andraus C F, Alves-Leon S V. Periodic EEG patterns：importance of their recognition and clinical significance[J]. Arquivos de neuropsiquiatria, 2012, 70(2)：145-151.

[52] Hirsch L J, LaRoche S M, Gaspard N, et al. American clinical neurophysiology society's standardized critical care EEG terminology：2012 version[J]. Journal of clinical neurophysiology, 2013, 30(1)：1-27.

[53] Kim J A, Rosenthal E S, Biswal S, Zafar S, Shenoy A V, et al. (2017) Epileptiform abnormalities predict delayed cerebral ischemia in subarachnoid hemorrhage[J]. Clinical Neurophysiology. 2017, 128：1091-1099.

[54] Vespa P M, Bergsneider M, Hattori N, WU H M, et al. Metabolic crisis without brain ischemia is common after traumatic brain injury：a

combined microdialysis and positron emission tomography study[J]. Journal of Cerebral Blood Flow & Metabolism. 2005, 25:763-774.

[55] Bergsneider M, Hovda D A, McArthur D L, Etchepare M, Huang S C, et al. (2001) Metabolic recovery following human traumatic brain injury based on FDG-PET: time course and relationship to neurological disability[J]. The Journal of head trauma rehabilitation. 2001, 16: 135-148.

[56] Vespa P, Tubi M, Claassen J, Buitrago-Blanco M, McArthur D, et al. (2016) Metabolic crisis occurs with seizures and periodic discharges after brain trauma[J]. Annals of neurology. 2016, 79: 579-590.

[57] Gloor S M. Relevance of Na,K-ATPase to local extracellular potassium homeostasis and modulation of synaptic transmission[J]. Febs Letters. 1997, 412(1):1-4.

[58] Cona F, Zavaglia M, Massimini M, et al. A neural mass model of interconnected regions simulates rhythm propagation observed via TMS-EEG[J]. NeuroImage, 2011, 57(3): 1045-1058.

[59] Moran R J, Kiebel S J, Stephan K E, et al. A neural mass model of spectral responses in electrophysiology[J]. NeuroImage, 2007, 37(3): 706-720.

[60] Ursino M, Cona F, Zavaglia M. The generation of rhythms within a cortical region: analysis of a neural mass model[J]. NeuroImage, 2010, 52(3): 1080-1094.

[61] Kuhlmann L, Freestone D R, Manton J H, et al. Neural mass model-based track-ing of anesthetic brain states[J]. NeuroImage, 2016, 133: 438-456.

[62] Youssofzadeh V, Prasad G, WONG-LIN K F. On self-feedback connectivity in neural mass models applied to event-related potentials[J]. NeuroImage, 2015, 108: 364-376.

[63] Zavaglia M, Astolfi L, Babiloni F, et al. A neural mass model for the simulation of cortical activity estimated from high resolution EEG during

cognitive or motor tasks[J]. Journal of neuroscience methods, 2006, 157(2): 317-329.

[64] Pons A J, Cantero J L, Atienza M, et al. Relating structural and functional anomalous connectivity in the aging brain via neural mass modeling [J]. NeuroImage, 2010, 52(3): 848-861.

[65] Roessgen M, Zoubir A M, Boashash B. Seizure detection of newborn EEG us-ing a model-based approach[J]. IEEE Transactions on Biomedical Engineering, 1998, 45(6): 673-685.

[66] Aarabi A, He B. Seizure prediction in hippocampal and neocortical epilepsy using a model-based approach[J]. Clinical Neurophysiology, 2014, 125(5): 930-940.

[67] Fan X, Gaspard N, Legros B, et al. Automated epileptic seizure detection based on break of excitation/inhibition balance[J]. Computers in biology and medicine, 2019, 107: 30-38.

[68] 白荣宣, 曾文俊. 动作电位后超极化恢复的离子基础[J]. 生物学教学, 2016, 41(7):67-68.

[69] 黄景辉, 洪桢, 王殿仕. 星形胶质细胞和突触传递的相互作用[J]. 神经解剖学杂志, 2005, 21(3):327-330.

[70] 朱长庚. 神经解剖学[M], 2 版. 北京:人民卫生出版社,2009.

[71] 宋江玲. 非线性脑电特征提取方法研究[D]. 西安:西北大学, 2016.

[72] 张瑞, 宋江玲, 胡文凤. 癫痫脑电的特征提取方法综述[J]. 西北大学学报：自然科学版, 2016, 46(6):781-788.

[73] Whittington M A, Traub R D, Kopell N, et al. Inhibition-based rhythms: experimental and mathematical observations on network dynamics[J]. International journal of psychophysiology, 2000, 38(3): 315-336.

[74] 王铭, 唐红. 肝功能评价体系现状和研究进展[J]. 中国肝脏病杂志:电子版, 2017, 9(2):26-31.

[75] 郭霞, 刘明洁. 结肠途径治疗机治疗肝功能衰竭过程中相关问题的观察

与护理[C]//中华中医药学会全国第十四次肝胆病学术会议论文汇编.
2010.

[76] 余志红. 肝性脑病病人肠道菌群的分析和护理[J]. 全科护理，2013，11
(32):3015-3016.

[77] 夏克付，李鹏飞，陈小平. 基于改进粒子滤波的移动机器人行人跟踪[J].
计算机科学与探索，2017，11(11):153-163.

[78] Chay T R, Keizer J. Minimal model for membrane oscillations in the
pancreatic beta-cell[J]. Biophysical journal，1983，42(2)：181-189.

[79] Fraser A, Frey A H. Electromagnetic emission at micron wavelengths
from active nerves[J]. Biophysical journal，1968，8(6)：731-734.

[80] YAN-LI S. Frequency Effect of Harmonic Noise on the FitzHugh —
Nagumo Neuron Model[J]. Chinese Physics Letters，2011，28(12)：1-
5.

[81] Kumar Y, Dewal M L, Anand R S. Epileptic seizure detection using
DWT based fuzzy approximate entropy and support vector machine[J].
Neurocomputing，2014，133：271-279.

[82] LI Y, WEN P P. Clustering technique-based least square support vector
machine for EEG signal classification[J]. Computer methods and pro-
grams in biomedicine，2011，104(3)：358-372.

[83] ZHU G, LI Y, WEN P P. Epileptic seizure detection in EEGs signals u-
sing a fast weighted horizontal visibility algorithm[J]. Computer meth-
ods and programs in biomedicine，2014，115(2)：64-75.

[84] SONG Y, Crowcroft J, ZHANG J. Automatic epileptic seizure detection
in EEGs based on optimized sample entropy and extreme learning ma-
chine[J]. Journal of neuroscience methods，2012，210(2)：132-146.

[85] Vespa P M, Miller C, McArthur D, Eliseo M, et al. Nonconvulsive e-
lectrographic seizures after traumatic brain injury result in a delayed，
prolonged increase in intracranial pressure and metabolic crisis[J]. Criti-
cal Care Medicine，2007;35:2830-2836.

[86] Witsch J, Frey H P, Schmidt J M, Velazquez A, Falo C M, et al. Electroencephalographic periodic discharges and frequency-dependent brain tissue hypoxia in acute brain injury[J]. JAMA neurology, 2017, 74: 301-309.

[87] Kubota M, Nakamura T, Sunami K, Ozawa Y, Namba H, Yamaura A, Makino H. Changes of local cerebral glucose utilization, DC potential and extracellular potassium concentration in experimental head injury of varying severity[J]. Neurosurgical review, 1989, 12: 393-399.

[88] Hamming A M, Wermer M J, Umesh Rudrapatna S, Lanier C, et al. Spreading depolarizations increase delayed brain injury in a rat model of subarachnoid hemorrhage[J]. Journal of Cerebral Blood Flow & Metabolism, 2016, 36: 1224-1231.

[89] Hayes R L, Jenkins L W, Lyeth B G. Neurotransmitter mediated mechanisms of traumatic brain injury: Acetylcholine and excitatory amino acids[J]. Journal of Neurotrauma, 1992, 9: 173-187.

[90] Martin W R W, Baker R P, Grubb R L, Raichle M E. Cerebral blood volume, blood flow, and oxygen metabolism in cerebral ischaemia and subarachnoid haemorrhage: an in-vivo study using positron emission tomography[J]. Acta neurochirurgica, 1984, 70: 3-9.

[91] XIA S, Utriainen D, TANG J, KOU Z, ZHENG G, WANG X, et al. Decreased oxygen saturation in asymmetrically prominent cortical veins in patients with cerebral ischemic stroke[J]. Magnetic Resonance Imaging, 2014; 32: 1272-127.

[92] Hayes R L, Jenkins L W, Lyeth B G. Neurotransmitter mediated mechanisms of traumatic brain injury: Acetylcholine and excitatory amino acids[J]. Journal of Neurotrauma, 1992, 9: 173-187.

[93] Katayama, Y, Becker D P, Tamura T, Hovda D A. Massive increases in extracellular potassium and the indiscriminate release of glutamate following concussive brain injury[J]. Journal of neurosurgery, 1990, 73:

889-900.

[94] Faden A I, Demediuk P, Panter S S, Vink R. The role of excitatory a-mino acids and NMDA receptors in traumatic brain injury[J]. Science, 1989, 244: 798-800.

[95] WANG C, JI B, CHENG B, CHEN J, BAI B O. Neuroprotection of microRNA in neurological disorders[J]. Biomedical reports, 2014, 2: 611-619.

[96] De Marchis G M, Pugin D, Meyers E, Velasquez A, Suwatcharangkoon S, et al. Seizure burden in subarachnoid hemorrhage associated with functional and cognitive outcome[J]. Neurology, 2016, 86: 253-260.

[97] WEI Y, Ullah G, Ingram J, Schiff S J. Oxygen and seizure dynamics: II. Computational modeling[J]. Journal of neurophysiology, 2014, 112: 213-223.

[98] Cressman, J R, Ullah G, Ziburkus J, Schiff S J, Barreto E. The influ-ence of sodium and potassium dynamics on excitability, seizures, and the stability of persistent states: I. Single neuron dynamics[J]. Journal of computational neuroscience, 2009, 26: 159-170.

[99] Destexhe A, Rudolph M, Fellous J M, et al. Fluctuating synaptic con-ductances recreate in vivo-like activity in neocortical neurons[J]. Neuro-science, 2001, 107(1):13-24.

[100] Barreto E, Cressman J R. Ion concentration dynamics as a mechanism for neuronal bursting[J]. Journal of biological physics, 2011, 37(3): 361-373.

[101] Galeffi F, Somjen G G, Foster K A, Turner D A. Simultaneous moni-toring of tissue and NADH fluorescence during synaptic stimulation and spreading depression reveals a transient dissociation between oxygen u-tilization and mitochondrial redox state in rat hippocampal slices[J]. Journal of Cerebral Blood Flow & Metabolism, 2011,31: 626-639.

[102] Dingledine R, Borges K, Bowie D, et al. The Glutamate Receptor Ion

Channels[J]. Pharmacological Reviews，1999，51(1)：7-61.

[103] Raimondo J V，Burman R J，Katz A A，Akerman C J. Ion dynamics during seizures[J]. Frontiers in cellular neuroscience，2015，9：419.

[104] Crino P B，JIN H，Shumate M D，Robinson M B，Coulter D A，Brooks-Kayal A R. Increased expression of the neuronal glutamate transporter (EAAT3/EAAC1) in hippocampal and neocortical epilepsy [J]. Epilepsia，2002，43：211-218.

[105] SONG J L，ZHANG R. Application of extreme learning machine to epileptic seizure detection based on lagged Poincare plots[J]. Multidimensional System an Signal Process，2017，28：945-959.

[106] 杨雨潼，刘深泉. FHN-ML 电耦合神经元的发放模式和分岔分析[J]. 中国医学物理学杂志，2017，34(3)：306-313.

[107] Hindmarsh J L，Rose R M. A model of neuronal bursting using three coupled first order differential equations[J]. Proceedings of the Royal society of London. Series B. Biological sciences，1984，221(1222)：87-102.

[108] Grossberg S，Williamson J R. A neural model of how horizontal and interlaminar connections of visual cortex develop into adult circuits that carry out perceptual grouping and learning[J]. Cerebral cortex，2001，11(1)：37-58.

[109] Amiri M，Bahrami F，Janahmadi M. Functional contributions of astrocytes in synchronization of a neuronal network model[J]. Journal of theoretical biology，2012，292：60-70.

[110] Nemirovski A，Juditsky A，LAN G，et al. Robust stochastic approximation approach to stochastic programming[J]. SIAM Journal on optimization，2009，19(4)：1574-1609.